院長視点の接遇のススメ

"形ばかりの接遇"からの脱却

あいクリニック中沢
亀谷 学 著

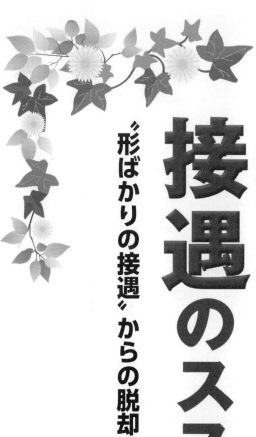

目次

はじめに ― 院長が変わらなければ接遇は根づかない　　4

院長視点の接遇とは…

Ⅰ なぜ形式ばかりの接遇になるのか?
1. 接遇がマニュアル的になりがちである　　8
2. インストラクターの研修は社会人マナーに留まっている　　10
3. "医療現場に必要な接遇"という視点が欠けている　　12
4. 患者さんのクレームが職員に周知されず改善につながらない　　14
5. 患者さんの思いを知る機会がなくては職員のやりがいは育たない　　16

Ⅱ なぜ接遇が医療経営に重要なのか?
6. 接遇の良し悪しによって病院の評判は変わる　　18
7. 患者満足度は職員の言動に左右される　　21
8. 「患者中心の医療」は患者満足度を向上する　　23
9. 患者さんが医療施設に求めているものは接遇で応えられる　　28

Ⅲ なぜ医療現場にマッチした接遇が必要なのか?
10. 社会人としてのマナー教育だけでは患者さんは満足しない　　32
11. 「医療者に思いが伝わっていない」と感じる患者さんが多い　　34
12. 患者さんの側に立った見方や考え方が必要である　　36
13. 現場の問題に精通している医療者視点が必要である　　38

Ⅳ 院長視点の研修でなぜ接遇が身につくのか?
14. 院長自ら接遇研修するとインパクトがある　　42
15. 院長の思いを正確に伝える研修プログラムを用意する　　44
16. "どのような病院・診療所にしたいか"という院長の思いを訴える必要がある　　48
17. 接遇研修は繰り返すことで実践に役立つ　　50

Ⅴ 院長視点の研修で院内改善につながるのか?
18. 院長視点の接遇研修で確実に変化が現れる　　54

院長視点で研修するには…

Ⅵ 接遇の重要性を院長視点で具体的に示す!

- 19 なぜ「あいさつ」が重要なのか　58
- 20 なぜ「表情」が重要なのか　61
- 21 なぜ「身だしなみ」が重要なのか　64
- 22 なぜ「言葉づかい」が重要なのか①－コミュニケーションとしての言葉づかい　68
- 23 なぜ「言葉づかい」が重要なのか②－好感をもってもらえる話し方　74
- 24 なぜ「言葉づかい」が重要なのか③－魅力的な話し方と聴き方　80
- 25 なぜ「敬語」が重要なのか　86
- 26 なぜ「態度」が重要なのか　96
- 27 なぜ医療にエチケットとマナーが必要なのか　102

Ⅶ 接遇がどれだけ患者満足度に影響するかをきちんと説明する!

- 28 接遇の必要性を患者満足度の視点で説明する　108
- 29 こうすると患者満足度は下がる　109
- 30 こうすると患者満足度は上がる　116

Ⅷ 職員に院長の"思い"を率直に伝える!

- 31 接遇研修は「院長の思い(理念)」を伝える貴重な場である　126
- 32 院長として医療の世界や社会における大きな意味での接遇を語る　130

院長視点の研修を成功させるコツとは…

Ⅸ 職員が納得し理解できる研修にするためのコツ

- 33 実りある研修にするために明確なテーマと方針を掲げる　134
- 34 患者さんの投書を活用する－他人事ではないと思わせる　135
- 35 勤務時間内に実施する－"業務の一環"と意識づける　138
- 36 少人数に分けて実施する－顔が見える距離感がよい　140
- 37 派遣職員まで参加を求める－全職員が"思い"を共有する　142
- 38 多忙な医師にも参加を求める－医師へのクレームも多い　144
- 39 院長の接遇研修への反論に答える　150

おわりに—改めて院長視点の接遇のススメ　153

はじめに

院長が変わらなければ接遇は根づかない

　医学生は、臨床実習に入る前にオリエンテーションの一環として接遇について研修を受けることになる。白衣を着て病院内にいるだけで医学生も一般の人には医療人のように見えるし、また実習生も病院スタッフの一員である以上は学生気分のまま臨床現場に出られては困る。そこで社会人としてのマナーを身につける接遇研修が行われるわけである。

　私は、私立医科大学医学部の教員として、7〜8年間、臨床実習のオリエンテーションで接遇の研修を担当した。医学生は、最先端の専門医療の講義に慣れており、それとは趣の異なる研修内容に戸惑いを隠せない様子であった。まだ見ぬ臨床現場を想定したうえで社会人としての「あいさつ」や「言葉づかい」を諭されても、何とも実感がわかないのが正直なところであろう。真面目にノートを取る学生もいたが、多くは関心の薄い聴講態度であった。しかし毎年内容を改めて教材を準備するなかで、私自身は"接遇"への関心が高まっていった。

　一方、私の所属する私立医科大学は、全国で初めて指定管理者として市立病院を運営することになり、私は病院長予定者として、市の主導で行われた病院建築設計や医療情報管理システム構築などのハード面と病院管理運営に関する組織作りなどのソフト面の創設に、設立計画の初めから関わることになった。その準備の途中で、私はSingapore Management Universityで開催されたHospital Management Program（Johnson & Johnson 共催、以下、プログラム）に出席する機会を得た。病院が開院する3年前のことである。

　このプログラムは、東南アジアとオセアニア地域の12ヵ国から病院管理者、医師、看護師、医療コンサルタントなど総勢54名が一堂に会して行われた。1週間にわたり病院マネジメントに関するテーマで研修と討論が繰り返された。タスクフォースは経営管理学の教授たちで、その中に医師は一人もいなかった。"病院経営を科学する"ためには、

ヘルスケアを念頭に置き、企業経営の視点で問題に対峙することが重要であるとのコンセプトに基づきプログラムは構成されていた。ホスピタルはホテル、ホステル、ホスピスと同じ語源からなり、ホスピタリティーは旅行者やお客さんを親切にもてなすこととされている。患者さんを顧客と捉えて医療サービスに専心することがこれからの病院経営には重要な課題であると繰り返し強調された。

　このプログラムで供覧されたビデオ映像の印象的な光景が目に焼き付いている。それは、参加者全員の宿泊先であったシンガポール市内のホテル・リッツ・カールトンでCEO自らが新入社員の指導にあたる姿であった。ホテル・リッツ・カールトンは世界で一二を争う超一流の五つ星ホテルである。グローバルに展開するホテル経営戦略は巨大組織により執り行われているはずである。各国のホテルにおけるCEOの存在は社員にとっては雲の上の人であろう。そのCEOが新入社員の研修に直接関わる姿勢は、世界一を維持するために会社のトップは、他の社員以上に真摯に社員教育に取り組むことが重要であるということを物語っていた。まさにその目的でビデオ供覧が企画されたのである。そういえば宿泊初日に客室のテレビをつけたときの初期画面に"Welcome Dr. Kamegai to The Ritz-Carton, Millenia Singapore"の文字が映し出されていた。このことからも顧客を大切にするホテルの経営方針を伺うことができ、CEO自らが新入社員の指導にあたる姿勢とも符合し、徹底したサービスへのこだわりが印象的であった。

　この体験は、"院長主導で接遇を根づかせる"ことの動機づけとなった。組織のトップは事業の成功に向けて自らが現場で指導にあたることに何のためらいも持つ必要はない。逆に、いかにそれが重要なことであるかが深く心に刻まれたわけである。

　病院の運営を考えた場合、民間病院ではサービス向上に余念がないが、自治体病院ではこのような視点で取り組んでいるところはまずないであろう。しかし、私は、病院運営に一般企業の経営戦略を積極的に取り入れるべきであると、企業経営に関する資料を読みあさり、病院管理に携わる人の講演を足しげく聴講して回った。シンガポールで知り得た病院運営への新しい試みも素直に受け入れ、医学生の研修で

培った知識を思い起こして、院長自らが全職員に接遇教育を行うことに決めたのである。

　本書を認めるにあたり、院長自らが職員の接遇教育を行うことに"私の個人的なこだわり"としか受け止められないのではないかと躊躇した。もっとも本書の主旨は、何が何でも"院長自らが接遇教育をするべき"ということではない。私は、医療施設の接遇は他の業種と一線を画すものであり、医療を熟知した人でなければ本当の意味ではできないと考えている。可能であれば、患者さんの投書やクレームに日々目を通す人が研修を担当することをお勧めする。つまり院長でなくても、事務長、総看護師長、技師長など病院の経営管理に携わるトップが"接遇"について自ら勉強して部下を指導するのは意味深いことである。そして私は、病院管理者から現場の職員までが"接遇"に関心を寄せて日々の業務にあたるのが最も重要なことではないかと考えている。

　本書をまとめる過程で、私は病院を退職し、民間医療法人のクリニックの院長に就任した。新しい職場も法人の全職員数は800人余と前職の病院と同等であるが、ここでは法人管理者の一人として接遇教育に携わっている。本書は、病院での経験をもとに、"クリニックの院長が職員の接遇をどのように根づかせるか"といった視点も交えてまとめることにする。

I

なぜ形式ばかりの接遇になるのか?

I なぜ形式ばかりの接遇になるのか？

1 接遇がマニュアル的になりがちである

■ 接遇を研修したのに患者さんのクレームが多い

　私が院長を務めていた病院では、職員が入職するときのオリエンテーションのなかで接遇教育を行っていた。これは日本中の多くの企業や医療施設が実施していることで春の恒例行事でもある。社会人としてのマナーを学ぶのは、人（患者さんや家族）に向き合う業種であれば必須のアイテムであることは当然である。

　しかし、外部から接遇専門のインストラクターを招いてまで熱心に接遇教育に取り組んでいたにもかかわらず、患者さんからのクレームは頻繁に発生していた。私は、そのことに頭を抱えていた。

　そんなとき、たまたま朝の始業前に院内を回ったところ、外来フロアーの様子に愕然とした。あれだけ力を入れていたはずの"接遇"ができていない光景を目の当たりにしたのである。

　それは、
・始業の院内放送が外来受付の狭い範囲にしか流れていないこと（不十分！）
・始業の院内放送が流れている"40秒間"、医事課カウンターの職員5～6名は"立ったままで頭を下げ続け"ており、それが異様な光景だったこと
・その間、別の部署（東西外来患者受付、入退院フロント、検査受付、画像診断受付、健康診断受付、内視鏡検査室受付、外来化学療法室受付など）は、始業に向けて何のアクションも起こしていなかったこと（つまり無関心）

など。

　「患者さんを迎えるため」というものの、"ただ頭を下げ続けるだけ"のこころのこもっていない形式的なあいさつ、それすらしていない"無関心な様子"……このような始業風景に愕然としたのだった。

　これは、私が経験した自院での例である。しかし、このようなことは多くの病院であるのではないだろうか。「ありがとうございました」と言いながら相手を見ていない、お辞儀をしているはずが機械的に前屈しているだけ……など、"マニュアル的"と揶揄される接遇は、よく見られる。

■ 研修直後しか効果が見られない

　接遇を積極的に導入し熱心に研修を実施すると、その直後はそれなりの効果がみられる。しかし、しばらく経つと、また元に戻ってしまう。職員は、経営者の意に反する態度を繰り返すことになる。

　接遇研修を実施したあとの効果を評価する方法として「患者アンケート調査」を定期的に行っても「受付職員の接遇が良いか悪いか」といった大まかなものでは、具体的な改善に結びつかない。私は、たまたま院内を見て回った時に接遇ができていないことに気づいたが、院長の目の届かないところで、どのようなことになっているかは計りしれない。

Ⅰ なぜ形式ばかりの接遇になるのか？

2 インストラクターの研修は社会人マナーに留まっている

■ 接遇のプロは多いがいずれもほぼ同じ内容である

　接遇研修には、旅客機の客室乗務員（CA）出身者や一流ホテルの接遇係などがインストラクターとして招かれるが、昨今は"接遇教育を専門とする会社"もあるようで、いわば接遇の専門家（プロ）による研修に事欠くことはない。これは一般企業だけでなく、医療現場でも同じである。

　私がいた病院でも毎年4～5月に新入職員を対象に、接遇の専門家を講師に招き、一日がかりで内容の濃いセミナーを実施していた。私が見たところ、接遇の専門家による研修内容は、いずれもだいたい次の5項目を中心に行われているようだ。

　①「あいさつ」（いつでも先にあいさつをする、知らない振りをしない、など）
　②「表情」（明るく、笑顔で、それにこころをプラスして）
　③「身だしなみ」（清潔・上品・控え目に）
　④「言葉づかい」（正しく、魅力的な話し方、正しい敬語の使い方、など）
　⑤「態度」（お辞儀の仕方、エレベーターでの注意、など）

■ 医療現場では社会人マナーとは別の視点が必要である

　これらが取り上げられるのは、社会人として"基本的"な振る舞いであり常識的なことだからであろう。いわば、社会人のマナー教育として接遇プログラムは組まれている。確かに学校を出たばかりの新人

職員を教育するためには大切な内容ではある。
　しかし、これは社会人としてのマナー教育の域を出ていないと私は考えている。私は、医療人に求められる"接遇"は、これらとは異なる視点が必要ではないかと思っている。

I なぜ形式ばかりの接遇になるのか？

3 "医療現場に必要な接遇"という視点が欠けている

■ **企業の接遇と医療施設の接遇は違う**

　私は、一般企業に求められる接遇と医療施設で必要とされる接遇は、根本的に違うと思っている。一般企業では接遇の対象者は"顧客"であるのに対して、医療施設ではそれは"病人またはその家族"だからである。

　つまり顧客とは、商品を購入するとか、レストランやホテルでサービスを享受することで、その企業に対価を払う存在であり、まさに「お客さま」の呼称がふさわしい。病院も、患者さんの診療によって報酬を得て経営されるという意味では、不適切な表現ではあるが患者さんが"収入源"であることに違いはない。患者さんの中には、お金を払っているのだから、「大切に扱われるのは当然！」と思っている方もおられる。

　しかし、企業の顧客は"自らサービスを受けたい"という意思をもっているのに対し、"病人"は、自分でなりたくてなっているのではなく、ふつうの人（健康な人）の平常の状態と違って、「ヒトとして"非常"の姿」である。不安で切なく、心配で焦燥感に苛まれ、時には希望を失い、落ち込み、人間としての威厳すら失いかねない"弱者"である。

■ **接遇のプロが語る接遇と医療現場に必要な接遇は視点が違う**

　このように医療現場で求められる接遇では、その"弱者"であることを心に留めて患者さんに接することが正しく向き合う姿勢であり、繊細な部分への配慮が必要になる。

したがって、"接遇の専門家が語る接遇"と"医療現場の専門家に必要な接遇"とは視点が違うということになる。
　ただし、誤解のないように言っておきたいのは、新入職員向けのオリエンテーションとして、社会人または成人のマナーを指導してもらう接遇研修は極めて重要で、それが医療人の接遇教育の基礎になるのは言うまでもないことである。
　私の知り合いで、工学部を卒業後に大企業で徹底的に接遇教育を受けてビジネスマンとして経験を積み、その後に医学部に入学して医師になった人がいる。彼は、企業内教育で体得した「接遇」の理念が職業人として、また患者さんとの接し方に大きく影響を与えていると話していた。
　こうして考えると、
・まず入職時に社会人のマナー教育を行い
・つぎに医療人による医療人のための接遇教育を行う
この双方が医療現場における職員教育に必要なのである。

■ 医療の専門家で接遇教育ができる人は少ない

　大企業では、ビジネス現場に精通した接遇の専門家がいて、「こういう接遇をすると、お客様が満足してくださる」という根拠をもって指導しているのに対して、残念ながら医療現場には、医療の専門家でかつ接遇教育を熟知している人が少ないのが現状である。

Ⅰ なぜ形式ばかりの接遇になるのか？

4 患者さんのクレームが職員に周知されず改善につながらない

■ 患者さんのクレームが現場に伝わっていない

　接遇教育を実施したにもかかわらず、患者さんからのクレームがあれば、当然のことながら、そのクレームの内容を職員に知らせて改善しようとするであろう。

　私が病院の院長のころ、院内に発生した問題（クレーム）は、そのまま院長室まで挙がってきた。その情報は管理職の会議で共有することになる。そして、クレームが発生するたびに、そのことに関わった部署や当事者である職員に通達し注意していた。

　それにもかかわらず、いつまで経っても似たようなクレームが繰り返されることに院長として悩んだ。

　考えられるのは、管理職の会議で共有されたはずのクレーム内容が、現場にフィードバックされていないことである。

■ クレーム情報を全職員が共有するのはむずかしい

　患者さんが、特定の職員に不満を抱いた場合は対象者がはっきりしており、最低限、本人またはその上司までは改善を求めることができる。しかし、それを全職員共有の情報として周知させ、普遍的な啓蒙につなげるのは意外とむずかしい。

　また、「病院の雰囲気が暗い」など、患者さんが、「何となく感じること」や「多方面にわたる病院への不満」など、不満の対象が特定できないときや、漠然としている場合は、院長と一部の管理職は知り得ても、病院の職員全体に周知させることは不可能である。

■ **患者さんからの投書が改善に活かされていない**
　患者さんからの投書には、院内に働く者では気がつかない貴重な見識が含まれていることが少なくない。それらが日の目を見ないことは、時には警告ともとれる示唆を見過ごすことになり、病院の悪評にもつながりかねない。私の場合も、せっかくの患者さんからの指摘が活かされず改善に結びついていないことに忸怩たる思いがした。

Ⅰ なぜ形式ばかりの接遇になるのか？

5 患者さんの思いを知る機会がなくては職員のやりがいは育たない

■ 掲示するだけでは投書は目に留まらない

　投書内容を職員に周知する手段として、クレーム担当の委員会を設置し、集まったクレームを報告するのに、患者さんの投書をワープロで打ちなおして配布する方法がよくとられる。私のいた病院でも実際にそうしていた。

　しかし、"ワープロによる活字表記"では患者さんの訴えは薄れてしまい、迫力に欠けることがわかった。また配布された資料に目を通す職員はどれほどいるだろうか。投書を院内に掲示する病院もあるが、これとても関心のない職員は目に留めない。結局、患者さんの投書は読まれないことになる。

■ クレームだけでなく「感謝」の投書もある

　私は、患者さんからの投書を全職員に知らせ、改善につなげようといろいろな方法を考えた。

　患者さんの投書にはクレームばかりではなく、もちろん「感謝」のメッセージもたくさんある。

　喜んでいただき、お褒めの言葉が寄せられたときは、これこそ現場に伝えたい事柄である。患者さんに「感謝される」というのは職員の自信につながり、仕事に誇りが生まれる。それがモチベーションの向上にもなるのである。これも現場に知らせたいことである。つまり接遇研修では、クレームやお褒めの言葉は貴重な教材である。

II

なぜ接遇が医療経営に重要なのか？

Ⅱ なぜ接遇が医療経営に重要なのか？

6 接遇の良し悪しによって病院の評判は変わる

■ 職員からあいさつしてくる医療施設は雰囲気がよい

　私は、病院開設までの期間に、いくつもの医療施設を見学して回った。多くの医療施設を訪問するうちに「職員が"あいさつ"をする病院は活気に満ちており雰囲気が良い」という印象をもった。案内の職員が付き添ってくれるときは、大切な訪問客であるとわかるため、廊下であいさつされるのがふつうである。しかし、待ち合わせより早く行って、一人で院内を歩いている私に「こんにちは」と職員から"あいさつ"してくる病院もあった。そのような病院では、職員の態度だけでなく病院全体の雰囲気が良いというのが実感であった。

　逆に、職員がろくに"あいさつ"も"返事"もしない病院は、職員の「無関心」な態度から"冷ややかな印象"を受け、いったい上層部は職員教育をしているのだろうかと疑いたくなった。そんな病院では、"個を大切にする思想"など微塵もなく、職員の緊張感の欠如から安心・安全への配慮も感じられない。患者さんがその病院を離れていくのが手に取るようにわかった。

■ 接遇が患者さんの受療行動に影響する

　厚生労働省が定期的に実施している受療行動調査で、少し古くなるが、平成14年（2002年）版に、患者さんが病院を選ぶのは「家族・友人・知人から聞いた」とする"口コミ"が59％ともっとも多いと記されている[1]。他の調査でも、「患者さんが非常に満足したとき」に口コミの人数は急に増えている[2]。そして、「総合満足度」が好評のときは「肯定的」

な口コミが多く、不評の場合は「否定的」な口コミが目立つ。厚生労働省の 2016 年の受療行動調査では、この項目はなくなっているが、医療界全体で患者サービスがかなり改善されていることを考えれば、やはり接遇が患者さんの受療行動に影響しているのは確かであろう。つまり、地域に"悪い風評"が流れた病院は大きく信頼を失い、容易に経営危機に陥る。それを取り戻すには年余の時間がかかる。

一般病院の外来患者を 5 年間追跡調査した報告によると、受診を継続する理由のトップは「主治医に満足している」である[3]。逆に、患者さんが医療施設を変える場合は「医師とのコミュニケーションに不満」が理由として多い[2]。1990 年代から、医療訴訟の件数が急増しており、訴えの主体は、「もっと説明してほしい」、「真摯に向き合ってほしい」など、医師患者間のラポール形成が上手くいっていないことが背景にあるとされている。

あるテレビ番組で、病院の職員の接遇を改善するために、外来に張り付いて職員の一挙手一投足を厳しく指南する熱血インストラクターの指導風景が放映されたことがあった。病院の職員はすべての所作を逐一指摘されていた。その結果、職員の患者さんへの対応はみるみる良くなり、外来フロアーの雰囲気は変わり、その病院は来院患者数が増えていったという。

患者さんは、医療施設に対して医療技術の高さや安心・安全への配慮を求めているが、それ以上に、職員の応対を総合評価に加えて、感覚的にその施設全体を値踏みしているのである。

■ 評判の良し悪しは接遇に依存している

病院の「評判の良し悪し」のかなりの部分は接遇に依存している[2]。「待ち時間が長い」、「医師が話を聴かない」、「職員の態度が横柄だ」などは、「否定的」な口コミとして流れやすい。院長や管理職、他の職員も、地域の会合などに積極的に出席して地元の情報を集めるとか、また友人・知人などの声に耳を傾けることも大切である。近年はインターネットの情報が速くまた人心をあおる傾向にある。自施設へのインターネット掲示板の書き込みに目を通すことも、周囲の評判を知り、接遇の相

対的評価を知るうえで重要である。

Ⅱ なぜ接遇が医療経営に重要なのか？

患者満足度は職員の言動に左右される

■ 患者満足度はソフト面に大きく影響される

　患者満足度は、院内設備などのハード面のみならず、患者さんと接するスタッフの言動や態度などソフト面に大きく影響される。

　たとえば、医師の「コミュニケーション技法」の良し悪しで、医師患者関係が良好に保たれるか否かが決まってくる[4]。医師は、診療技術を高め治療成績が向上するように努力し、それが成就した時に達成感を自覚する。そして、そのことを誇りに思い日常業務にあたっている。医師は、患者さんも医師のこの姿勢を歓迎しているだろう、と考えがちである。

　しかし、実際はそうではないことが多い。超専門医療の大病院と地域における中小病院やクリニックなどでは状況は異なるようだが[5]、特に後者では、患者さんは医師の高い技術力もさることながら、医師が患者さんの側に立ち、弱者への思いやりをもって振る舞うことに満足感を抱く傾向がある。つまり、患者さんは"自分に関心をもって接してくれる"医師を好み、"話をよく聴いてくれる"とか"わかりやすく説明してくれる"医師に、自分の健康管理を託したいと考えているのである。

■ 患者満足度を意識した運営方針が必要である

　僻地や限られた地方を除き、医療施設が多い地域では患者さんは自由に病院を選ぶことができる。送迎バスで患者さんの利便性を図った

り、施設内にブランドのコーヒーショップやコンビニ店を入れてアメニティーを高めたりと、最近の病院は患者さんへのサービス向上に余念がない。今やかつてのように診療内容さえ良ければ患者さんが来院するという時代ではなく、病院も競争を強いられるようになったのである。

　これからは患者満足度を意識した運営方針に変わらざるをえず、病院管理者はそのことを絶えず考える必要がある。

II なぜ接遇が医療経営に重要なのか？

8 「患者中心の医療」は患者満足度を向上する

■ 患者さんの"個"を尊重する

　かつての外来診察室の光景は、医師の椅子が大きくて立派で肘かけがあり、患者さんのは小さくて貧弱で背もたれのない回転椅子であった。今日では、このような状況は"医師が権威的"で"患者さんを低く見ている"とか"患者さんは萎縮する"などと不評である。米国で私が見たFamily Practiceのクリニックでは、日本とは正反対で、医師が小さく質素な回転椅子に座り、患者さんは医師の目線より高い診察台に腰掛けて医師を見下す位置にいた。最近は、日本でも医師の椅子は小型化し、患者さんの椅子がやや大きく背中の診察の邪魔にならない程度の背もたれがついていることが多い。

　これは、たかだか診察室の椅子の問題ではあるが、実は患者さんを"個として大切にしているか否か"の表れといえる。

　私のいた病院で新しく採用したことに、予約検査の説明方法の工夫がある。従来、患者さんは生理検査、画像診断や内視鏡検査を受ける時に、その説明を聞くために各検査室の受付を歩いて回った。それを改めて、院内で行うすべての予約検査の説明を1ヵ所に集約し、そこで看護師が各検査について話すようにした。これは従来の方式が"病院中心"であるのに対して、患者さんの動線を最短にした"患者さん中心"の姿勢である。これも"個を尊重"する発想に基づいた設計である。

■「患者中心の医療」は患者満足度の向上に直結する

　"個を尊重する医療"とは、つまり"患者中心の医療（patient centered medicine）"でもある。前項ではハード面の例を挙げたが、「患者中心の医療」とは、本来、インフラの問題より患者さんの診療における概念としてソフト面の対策が重要である。これは「患者満足度の向上」に直結することであり、医療者における接遇の核心に触れる問題である。

> **MEMO**　「患者中心の医療」と
> 　　　　「患者中心の医療の方法」の違い
>
> 　「患者中心の医療」という表現は、人によって定義がまちまちである。時には単なるスローガンでありまたプロパガンダのこともある。そこで本書では、「患者中心の医療」の要素を明確に定義し歴史的にエビデンスも存在する学術的な方法論である「患者中心の医療の方法」をもって狭義の「患者中心の医療」とする（[私の講義ノート―①]、p25 参照）。

私の講義ノート-①

「患者中心の医療の方法」とは

　人の健康問題には「疾患（disease）」と「病（やまい、illness）」の二つの概念がある。「疾患」は病態生理学的に"病気（sickness）"として捉える枠組みで、病歴・診察・検査から、歴史的に積み重ねられた経験値と研究データをもって診断し治療する、従来の医療行為における概念である。「疾患」の焦点は身体であり人間ではない。それに対して、「病」は、人が地域、社会、経済、家族、趣味、嗜好、思考、希望、考え方など多種多様な事柄との関連の中で生きていることに着目した、心理社会的な側面を交えて捉える概念である。「病」の焦点は身体ではなく"個としての人間"であり、まさに物語と対話による医療（NBM：Narrative-based Medicine、p121参照）そのものである。

　「患者中心の医療の方法」は、カナダのウエスタン・オンタリオ大学家庭医療学講座で1980年代から提唱されている方法論である[6]。一般に医療者は、患者さんが物語るNBMよりも、現病歴に関心が高く、「疾患」を診断し治療することにエネルギーを注ぐ。一方、患者さんは、症状を通して「病」を経験し、本人なりの解釈モデル（原因、診断、治療、予後に対する考え）を抱き、不安や恐れを感じ生活への支障に思いを馳せているのである。医療者と患者さんのこの認識のずれから、両者が同じベクトルに向かっていない時に、仮に正しい医療が施されていても、患者さんは"話を聴いてもらえなかった"とか"不安が募るばかり"と不満を抱くことになる。そこで、「患者中心の医療の方法」では、患者さんにまつわる事象を可能な限り抽出し、四つの要素にまとめ、相互の関連のなかで医療者と患者さんの関係性が強化されるように構成されているのである[7]。

　第1の要素：まず初めに、患者さんの「健康観」・「疾患」・「病の体験」を探る。①「健康観」：『あなたにとって健康とはどのようなものですか（意味）』、『健康に関してご希望などはありますか（目標）』などを尋ねる。②「疾患」：病歴・診察・検査など生物学的プロセスで診断する。

③「病の体験」：『どういったことがご心配ですか（感情）』、『原因に心当たりはありますか（解釈）』、『お困まりのことはありますか（影響）』、『診察について何かご希望はありますか（期待）』などを質す。患者さんごとにこれらを理解し統合する。

第2の要素：つぎに、患者さんを全人的に掌握する。①「個人」：患者さん自身を知る。つまり、健康・疾患・病の体験、発達、個人と家族のライフサイクル、霊性（spirituality）などから患者さんを"個"として捉える。②「近位コンテキスト」：家族、経済的安定、教育、雇用、趣味、社会的サポートや、③「遠位コンテキスト」：コミュニティー、文化、経済、医療制度、社会歴史、地理、メディア、エコシステム（自然環境、気象、気候）などの視点で、患者さんを理解する。この内容は長期的な関係や雑談により蓄積されることもある。

第3の要素：以上の二つを介して患者さんと医療者は共通の基盤に立つ。具体的には、①問題点を整理し優先順位をつけて、②治療のゴールと管理方針や、③医師患者間の役割、などについて相互に意志決定する。

第4の要素：以上の過程を踏まえて医師患者関係を強化する。キーワードは、①患者さんへの同情、気づかい、共感、信頼、②医師患者関係における力関係、③持続性と患者さんの健康へのこだわり、④癒しと希望、⑤注意深さや知恵、⑥転移や逆転移、などである。

　患者さんを診察する際に、医療者が独自に、あるいは医療チームとして、上述の手法で取り組むのが「患者中心の医療の方法」である。これにはチェックリストやガイドラインがあるわけではないが、地域で家族ぐるみを診ている家庭医などは、すでにこの手法を実践しているはずである。

　「患者中心の医療の方法」は患者満足度を向上することが多くの研究で証明されている[8]。日本でも「患者中心の医療」を行う医師が診ている患者さんの満足度は有意に高く、かつ「患者さんの主観的なアドヒアランス（患者さんが自ら病気を理解し治療に積極的に関わること）」

も有意に向上していた、という報告がある[9]。

　ただし、「患者中心の医療の方法」については、医療者側だけでなく、患者さんにもこのような捉え方があることを理解してもらうのが実は大切である。社会学の立場から、「わが国の医療現場ではこの手法は普及していない」と指摘し、患者さんへの啓蒙が必要であるとする研究もある[10]。

　医療者の接遇では「患者中心の医療の方法」は重要な課題である。「疾患」だけでなく「病」の視点で患者さんを捉え、"個"を大切にする診療には、共感・傾聴・コミュニケーション技法など接遇そのものが大きく関わるのである。

Ⅱ なぜ接遇が医療経営に重要なのか？

9 患者さんが医療施設に求めているものは接遇で応えられる

■ 患者さんが医療施設に求めているものは接遇に関すること

"患者さんが医師に何を求めているか"については全国規模の調査がある[11]。そこでは"よい医師のイメージ"の上位5項目のうち4項目までが接遇に関するものであった。本書では、それを医療施設における普遍的な課題と捉え、"よい医療施設のイメージ"に置き換えて、「患者さんが医療施設に求めていること」として扱うことにする（表1）[11]。

表1 患者さんが医療施設に求めていること（文献11より改編）
(1) 話がしやすい雰囲気がある
(2) 病気や治療について十分な説明をしてくれる
(3) 患者の症状をよく聴いてくれる
(4) 患者の気持ちを大切にしてくれる
(5) 最新の治療・診断技術を習得している

◎話がしやすい雰囲気がある

患者さんは、医師の前では思っていることの半分も言えないことが多い。病気への不安や不安定な心理状態がそうさせているものと考えられる。つまり、患者さんは、柔和で信頼関係に満ちたラポール形成ができた医師患者関係のなかで、初めて、「話がしやすい雰囲気」に包まれることになる。

◎病気や治療について十分な説明をしてくれる

　素人にはむずかしい医学の専門的な内容は、噛んで含んで時には図示して理解しやすいように説明する必要がある。患者さんを"個として大切にする"ことの実践である。根本には、弱者である患者さんを思いやる姿勢が求められている。医療者の接遇教育における重要なポイントの一つである。

◎患者の症状をよく聴いてくれる

　接遇では"傾聴"にあたる。医療面接で、患者さんと「視線を合わせ」、「あいづちをうち」、「それで……？と促す」態度が、患者さんの話を引き出し、傾聴につながる。

◎患者の気持ちを大切にしてくれる

　患者さんが「気持ちを大切にしてほしい」と訴えるのは、まさに"個の尊重"そのものである。

◎最新の治療・診断技術を習得している

　患者さんが医療者に最新の治療と診断技術を求めるのは当然のことで、かつては、これさえ良ければ患者さんは満足するものと思われていた。

■ 最新の治療と診断技術を提供しても接遇を間違えると患者さんは満足しない

　医師は、自分の診療内容について、「当然、患者さんは、最新の治療と診断技術を求めているはずだ」と思いがちである。若い医師や特定の専門医が犯しやすい過ちのなかに、"最新の治療と診断技術を習得している"ことを患者さんは最も強く望んでいると錯覚することがある。つまり、自分はまさにそれを実践しているのだからと、自信に満ち、自負するあまり、"患者さんが医療施設に求めていること（表1）"の上位4項目を忘れてしまうことである。

　医療者は、患者さんに対して、弱者としての心情を汲み取り、機微に触れる接し方をすることが求められている。ここに接遇教育の重要性がある。

Ⅲ

なぜ医療現場にマッチした接遇が必要なのか？

Ⅲ なぜ医療現場にマッチした接遇が必要なのか？

10 社会人としての マナー教育だけでは 患者さんは満足しない

■ 企業と医療施設では求められる接遇が異なる

　社会人のマナーを指導しても、なぜ医療現場では"クレーム"が多発するのだろうか。患者さんへの"接遇"が正しく行われていればクレームは減るはずではないのか。私はその理由を次のように考えている。

　一般の会社や企業では、"顧客満足度を高めること"がすなわちサービスの目標になる。そのために、特にサービス業では、"接遇教育"で習う「清潔な身なり」、「気持ちの良いあいさつ」、「丁重な言葉づかい」などが極めて重要であり、それができた上で、"取り扱う商品の質が高い"時に顧客満足度は上がり好循環につながるのである。

　一方、医療の世界では、「9.患者さんが医療施設に求めているものは接遇で応えられる」（p28参照）で示したように、一般企業の顧客に相当する患者さんがわれわれ医療者に求めているのは、
　①話がしやすい雰囲気がある
　②病気や治療について十分な説明をしてくれる
　③患者の症状をよく聴いてくれる
　④患者の気持ちを大切にしてくれる
　⑤最新の治療、診断技術を習得している
の5項目である[11]。

■ 医療現場だからこそ求められる接遇がある

　この内容から、一般的な"接遇教育"で習う「清潔な身なり」、「気

持ちの良いあいさつ」、「丁重な言葉づかい」などだけでは患者さんは医療者に満足しないことがみてとれる。患者さんは、"医療の質が高い"ことも求めているが、それは5項目の中では⑤の1項目にすぎない。換言すれば、①〜④までが満たされなければ患者満足度は上がらないのではないだろうか。

　つまり、この「話しやすい雰囲気」、「十分な説明」、「症状をよく聴く」、「気持ちを大切にする」という4項目は、まさしく"医療現場だからこそ求められる接遇"そのものであることを、医療者は肝に銘じる必要がある。

Ⅲ なぜ医療現場にマッチした接遇が必要なのか？

11 「医療者に思いが伝わっていない」と感じる患者さんが多い

■ 医療者は患者さんに"施す"という意識になりやすい

　それでは、"一般企業の顧客"と"医療施設の患者さん"はどこが違うのだろうか。

　企業（特にサービス業）のスタッフと顧客の関係では、スタッフはお客さんを崇め自らがへりくだるのが接遇面での立ち位置である。それに対して、医療者と患者さんの関係では、両者の立場は相対的に逆転しかねない。

　前述したように、患者さんは"不安を抱えた病人"であり、"病に打ちひしがれている自分のことをわかってほしいと懇願している弱者"である。日頃の"その人自身"とは違う"別人格"のこともある。つまり、患者さんは"平常心"ではない場合が多い。

　それに対して、医療者は、少なくとも健康面では"ふつうの人"である。つまり、医療者にとって医療は特別なことではなく"ふつうの人"が行う"日常的なこと"にすぎない。

　つまり、医療者は"ふつうの人"で患者さんが"弱者"の場合、"ふつうの人"が上から"弱者"に向かって"施す"という意識に陥りやすいのである。

■ 医療者は弱者を思いやるという立ち位置を再認識する

　そうではなくて、基本的に、"ふつうの人"である医療者は"弱者"である患者さんを思いやり、ハンディキャップのある人を上に見て、"手を差し伸べる位置関係にある"ことを再認識する必要がある。医療者

は日常業務のなかで常にこのことに注意を払うべきである。

　患者さんは、そもそも医学のことをよく知らない。そのために"余計に不安に陥り"、心配のあまりに自分の症状を"うまく説明できなくなり"、"回りくどく話しをする"ことがよくある。最近はインターネットで病気のことを調べてくる患者さんも多い。しかし、専門家ではなく、不十分な理解のために、また情報が不正確なこともあり、患者さんは余計に不安に陥っていることがある。マスメディアによる無責任な医療情報の氾濫も患者さんの心を迷わせることになりかねない。

　一方、医療者は、"患者さんのことをわかっているつもり"になり、その結果、患者さんの"訴えをよく聴かない"、"訴えている話を途中でさえぎる"、"親身になって考えていない"と、患者さんの目に映った時に、患者さんを失望させてしまう。

　以上の視点から、"患者さんならでは"の心理を踏まえて改めて考えると、患者さんは、「自分の思いが医療者に十分に伝わっていない」と感じていることが多いことがわかる。そして、このことは患者さんの内面に大きな不満として"鬱積"していく。それが限界を越えた時にクレームになる。

Ⅲ なぜ医療現場にマッチした接遇が必要なのか？

12 患者さんの側に立った見方や考え方が必要である

■ 患者さんと医療者は異なる文化にいる

　もともと患者さんと医療者は異なる"文化"にいると認識すべきである。「病気」という漢字を見るとわかるように、「病」が客観的・物理的側面であり、生物としての機能の一部に問題がある状態を示している[12]という医療者の視点であるのに対し、「気」は、その病を患う人が、測定はできないが、主観的に自らの状態を理解し、それに対してさまざまな気持ちを抱く状況を表す[12]という患者側の視点であるといえる。同じ病気を指すのに、医療者と患者さんとの間に認識の"ずれ"が生じたとき、患者さんは医療者に対し不信感を抱き、葛藤や不安を感じることになる[12]。これが両者間の「文化差」である。

　つまり医療者は、"病気や身体"を中心に捉えて診療にあたる。患者さんの訴えを聴き診察や検査を経て診断し最善の策を講じる。そこでは既往歴、家族歴、個人歴、生活習慣などが判断材料になる。

　一方、患者さんは、病気であっても"こころや生活が中心"と考えがちである。病気になって困るのは、身体だけではない。仕事、家族、収入、嗜好、趣味、宗教、友人、信条、社会的地位など、さまざまな要因に引きずられて、患者さんは病気に向き合うことになる。

　これは、前述した「患者中心の医療の方法」（[私の講義ノート-①]、p25参照）で取り上げられている課題そのものであり、患者さんと医療者が「異なる文化」にいることに根差した概念である。そのために医療者は、患者さんに対して、そもそも"相互の価値基準には差異がある"ことを知り対峙しなければならないのである。

■ 医療のプロフェッショナルとしての接遇が必要である

　医療者は、弱者である患者さんの側に寄り添い、患者さんを、苦しみや不安を抱えた"一人の人間"として理解し、接することが重要である。これがプロフェッショナルとしての姿であろう。

　したがって"接遇"についても、医療者には、社会人としてのマナー以上に高度な内容が要求される。つまり"医療者"は、患者さんやご家族の"真剣さに真摯に向き合う"ことが大切で、それには「高度な対話力」や「高度なコミュニケーション技法」、さらに言えば、状況を適切に認識する「バランス感覚」や「高度な人間力」が求められているということになる。

　そのために、社会人としての常識を"一般的な接遇"として身につけ、その上に、プロフェッショナルとして昇華された"医療者ならではの接遇"を修得することが重要である。

Ⅲ なぜ医療現場にマッチした接遇が必要なのか？

13 現場の問題に精通している医療者視点が必要である

■ 医療現場には特殊な事情や問題が存在する

　接遇教育のインストラクターは、"人間の心理"については精通しているはずである。来店した顧客が快くもてなされたと感じる"一般的な顧客心理"についてはポイントを押さえたアドバイスができるであろう。しかし、医療現場には他の業種とは異なる、一般論では解釈できない特殊な事情や問題が存在する。

　たとえば、体調がすぐれない患者さんに、ただ"明るい笑顔"や"ハキハキした受け答え"をするだけでは、かえって反感を買うこともある。不安に陥っている患者さんには、不安を和らげるような応対が必要であり、それゆえに他の業種と違って機微に触れた「コミュニケーション技法」が求められているのである。

■ 医療を知らなければ対応できないことが多々ある

　医療を知らなければ対応できない典型例がある。

　たとえば、認知症の患者さんは、病状が進むと病態生理学的に視野が狭くなり、顔前のわずかな範囲の物事しか認知できなくなる。後ろから声をかけても認識できないため、振り向いたりそちらに目をやるような動作をしない「寡動」が一つの症状になる。パーキンソン病でも動きが鈍くなる「寡動」から「無動」に病状は進む。また高齢者は高音から聞こえなくなり歳が増すと低音も難聴になる。そのような患者さんが車椅子に座っている時に、患者さんの背後や左右からいくら声をかけても患者さんは気づかないのである。患者さんの顔の前まで

近づき、時にはひざまづいて、顔を合わせて目を見て話しかけなければ、患者さんの視野に入ることすらできず、コミュニケーションは成立しない。高齢者は、他の病気であっても往々にして似たような状況にある。

つまり、患者さんとの関係は、このような病態生理に適したコミュニケーションがとれて初めて意思疎通ができ、その結果としてお互いに信頼し合える良好な医師患者関係が成立することをしばしば経験する。

これは疾患の特徴に基づく接遇上の問題であるが、四百四病について語れば枚挙に暇がない。

■ 医療者は患者さんに見合った具体的な指導ができる

医療現場では、これらの問題を踏まえて、"医療のプロフェッショナル"としての対応が求められるわけで、医療に明るくない指導者では患者さんの機微に触れた"病人の心理"に向き合う方法を指南するには限界がある。つまり、医療者でないインストラクターでは、患者さんに見合った具体的な指導に踏み込むことができず、一般的な接遇マナーの解説に留まるのではないだろうか。それができるのは、やはり医療者であり、医療現場に即して具体的に解説することで接遇教育の成果があがるのである。

とはいえ、今日まで医療者は接遇を自分達の領分とは認識しておらず、自らが接遇を語ることはできないと思い込んできたところがある。そのために後輩に対しても、十分な接遇指導は行われてこなかった。そこで「医療」に詳しくない外部のインストラクターに任さざるを得なかったのが実情であろう。

IV

院長視点の研修でなぜ接遇が身につくのか？

Ⅳ 院長視点の研修でなぜ接遇が身につくのか？

14 院長自ら接遇研修するとインパクトがある

■ 実例をあげた"臨場感"のある研修で心に訴える

　これまで述べてきたように、医療現場に適した"接遇研修"は、院内の問題をよく知っていて具体的に指摘できる医療者視点の接遇が必要であり、そのためには、医療を熟知している"医療者"が講師を務めることが理に叶っている。

　私は、たまたま職員の不適切な接客態度を目にしたことで、それまで熱心に取り組んできたと思っていた接遇教育が、"形"は教えることができても"こころ"までは伝えられていなかったことを痛切に感じた。つまり、院長がどれだけ病院をよくしたいと思っていても、職員一人ひとりにそれが伝わっていないのでは、それこそ接遇教育を形式的に繰り返していたに過ぎないのである。

　院長の思い、患者さんの心理を職員一人ひとりに伝えようとしても、ただトップダウンの一方通行の指示では十分ではない。また患者さんの訴えを職員に知らせることは外部のインストラクターによる接遇教育では限界がある。それならば、医療現場の事情に明るく、患者さんの訴えをよく知る医療者が伝えれば、より具体的に問題点を指摘できるはずである。

　そう考えて、私は自分で接遇教育を行うことにした。そして患者さんの訴えはクレームを提示することで知らせ、実例という"臨場感"をもって職員のこころに訴えるように努めたのである。

■ 院長だから接遇の意義を訴えることができる

　接遇教育では、社会人としてのマナーを外部のインストラクターに指導してもらうことも必要である。ただ、それだけでなく、
・医療現場ではなぜ接遇が必要なのか
・接遇が職場のどんなところで活かされるのか
・患者さんからの投書にはこんなことが書かれている
・病院の方針（理念）はこれである
といった内容を職員に伝えることも重要である。
　これらについて直接話し、正面から取り組む姿勢を正確に示せるのは医療者であり、それも院長が最も適しているのではないかと、私は考えたのである。
　患者さんからのクレームを生の言葉で"臨場感"をもって職員のこころに訴えることができるのは院長だからこそである。
　私は、これらを総括的に指南するべく最もインパクトのある方法として"院長自ら"が接遇研修を行うのが効果的と判断し、その信念をもって実行してきたのである。

IV 院長視点の研修でなぜ接遇が身につくのか？

15 院長の思いを正確に伝える研修プログラムを用意する

■「なぜ」に重きをおいた研修内容にする

　私が病院に在籍している間、院長として行った接遇研修は、病院全職員を対象に20～30人ずつの小グループに分けて、1回1時間で実施した。半年間で合計35回、事務職員だけでなく、看護師、検査関係やリハビリテーションなどの技師や医師など全医療職、さらにはパート職員や院内に派遣されている委託職員も含めた全職員875名のうち846名（97％）が研修に出席した。

　職員にとっては、接遇研修は「今さら…」という思いもあったであろう。また院長から言われたので"しぶしぶ参加"したことも否定できない。それを押し切って成功させるためには、単なる接遇研修ではなく、院長が講師を務める講義形式として"院長の思い"を正確に伝えることに主眼をおいた構成とした。そして「なぜこの接遇研修をするのか」、「なぜ院長が話をするのか」という意義を強く

表2　接遇研修の構成

①プロローグ（噺の枕）
②接遇マナーの基本
　・あいさつ
　・表情
　・身だしなみ
　・言葉づかい
　・態度
③患者満足度への影響
　・患者さんが医療施設に求めることとは
　・患者満足度が上がるポイントとは
④院長の思い

訴える内容にしたのである。研修プログラムを大きく四つのポイントに分けて（表2）、話をした。そのポイントの要点を以下に紹介する。

■ 最初に患者さんからのクレームを提示しインパクトを与える

「なぜ」ということを強く訴えるために、冒頭でいきなり患者さんからのクレームを紹介する（患者さんの投書①〜⑤）。

患者さんの投書①
（全体に）

職員の応対がひどすぎる！
もう少し、
接客について勉強しろ！！
研修とか、してるのか？！

患者さんの投書②
（全体に）

講堂から出てきた職員が、大きな声でおしゃべり。そこでお昼を食べている人も声が騒がしい。病院ですよ、学校じゃないんだから。話している内容も私たちに聞こえていますよ。

患者さんの投書③
（全体に）

○○先生は説明不足で不親切です。全体が良い印象じゃなくなって残念です。初めて来て、分からないことだらけなので、慣れていると思わないで接してほしいです。

患者さんの投書④
（全体に）

○○担当の○○さんは、いつまでも看護師と話しをしていて、大声で笑っています。後ろに並んで待っている人がいるのにおかまいなしです。最近は、コンビニの学生アルバイトでも、次にお待ちの方はこちらへどうぞと親切です。病院なのに、大人なのに呆れます。

患者さんの投書⑤
（受付で）

外来受付の○○さんは、その日に外来に出ている先生も把握していない。間違って、この先生は居ないと言い張る。ひどい。

単なる院長の訓話を想像してきた職員は、この患者さんからのクレームの提示に一瞬表情がこわばり、会場には張り詰めた空気が漂う。身に覚えのあるクレーム内容であれば、いやでも職員の目に焼き付くことになる。これくらいのインパクトのある掴みをもって臨まないと職員の関心を惹きつけることはできない。

■ 本題に入る前に参加者に"問いかけ"をする

　そして、はなし（噺）の枕として問いかけをする。私は、「プロローグ」のスライド（図1）を見せながら、『こころはどこにありますか？』と質問する。それぞれに自分の胸や頭を指すことが多い。正解がある

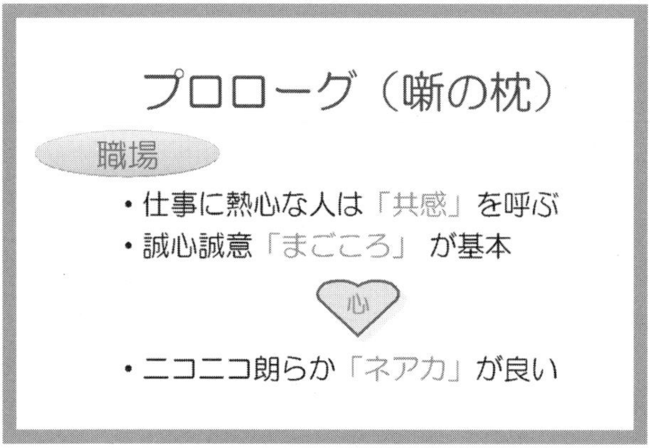

図1
院長の接遇研修スライド
（プロローグ）

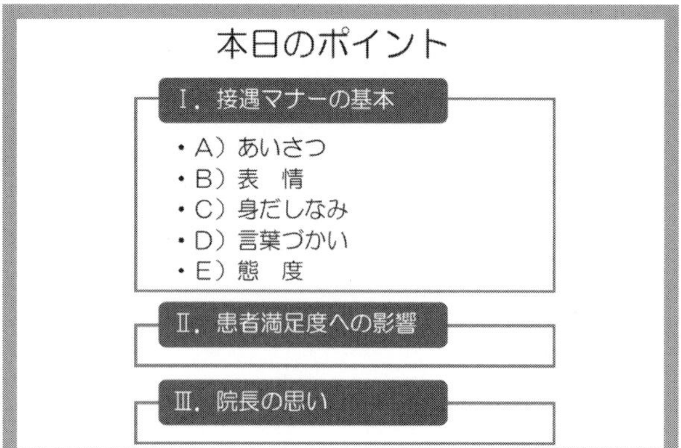

図2
院長の接遇研修スライド
（本日のポイント）

46

わけではないが、かつてある宗教家から聞いた話を披露する。

『こころは、人と人との間にあると聞いたことがあります。お互いが思いやりを持って接したり、助け合っているときは、その人たちの間には"良心"が存在します。ところが、憎しみ合ったり、罵り合っている人たちの間には"悪い心"が芽生え、究極は殺人にまで至ることすらあります』。

つまり、これから話していく内容は、"こころ（ハート）"がテーマであることを暗示させる。その後、「本日のポイント」というメニュー（図2）を示し、研修の流れを伝える。

■"接遇マナーの基本""患者満足度""院長の思い"を伝える

"接遇マナーの基本"である「あいさつ」、「表情」、「身だしなみ」、「言葉づかい」、「態度」は一般的な接遇研修で取り上げられる項目である。ただし、「おじぎの仕方」など身のこなしのような接遇については、別の機会にインストラクターが指導するので、ここでは、なぜ、この項目が必要なのか、なぜ院長が取り上げたのかを、実際に届いた患者さんからのクレームや投書などを紹介し、要点を絞って簡潔に伝える。

つぎに、接遇の良し悪しが"患者満足度"にどのように影響するのか、ここでも患者さんからの投書を提示していく。

"院長の思い"は、院長が職員に一番伝えたいことである。院長として、「どのような医療」、「どのような病院づくりを目指しているのか」を率直に訴える。

Ⅳ 院長視点の研修でなぜ接遇が身につくのか？

16 "どのような病院・診療所にしたいか"という院長の思いを訴える必要がある

■ 院長が伝えるべきはお辞儀の仕方などではない

　前述したように、"接遇マナーの基本"である、「あいさつ」、「表情」、「身だしなみ」、「言葉づかい」、「態度」は、一般的な接遇研修で取り上げられている必須項目である。院長が伝えるべきことは、そのなかでも"お辞儀の仕方"や"口角の上げ方"など具体的な動作ではない。それは、専門のインストラクターに任せればよい。

　多岐にわたる患者さんからのクレームを整理すると、課題はこれら五つの接遇マナーの必須項目に関することが多い。つまり、社会人としての基本的なマナーは、人としてできて当たり前で、それができていない時に患者さんは不満や苛立ちをクレームとして寄せてくるのである。

　院長が、この基本的なマナーを説明すべきと思うのは、これらが医療現場でなぜ重要なのかについて、関連するクレームやお褒めの投書を添えることで、聴き手のこころに刷り込むことができるからである。

■ 院長は自らの言葉でかみ砕いて説明する

　"患者満足度への影響"については、医療現場ならではの事情に基づく問題を接遇面から捉えることが課題となる。一般企業のサービスの目標は顧客の満足度向上にあり、誰しもがわかりやすい。運搬業であれば、「迅速・安心・安全・ていねいに……！」などがしかりである。しかし、医療現場では、サービスを提供する側の医療者とサービスを受ける側の患者さんが、互いに「異なる文化」にいる（p36参照）。つ

まり、医療者は「病気と身体を中心」に捉える傾向があり、患者さんは「こころや生活を中心」に病んでいることが多く、両者は相容れない立ち位置にいる。この点に留意して接遇を諭さなければ、患者満足度の改善は得られないことになる。

　"院長の思い"は、まさに「どのような病院・診療所にしたいか」という院長の考えを訴えることである。ここでは「病院の理念」などを院長自らの言葉でかみ砕いてわかりやすく説明する必要がある。理念はとかく抽象的だが、話に膨らみを持たせて内容をより理解しやすくすることがコツである。また私は、理念だけでなく、医療者として誰しもが心に留めておくべきキーワードとして「愛」、「患者中心の医療の方法」などにも触れることにした。

Ⅳ 院長視点の研修でなぜ接遇が身につくのか？

17 接遇研修は繰り返すことで実践に役立つ

■ 入職時のオリエンテーションは実践に活かされていない

　職員の入職時に、オリエンテーションの一環として「接遇研修」を実施するが、これにはいくつか問題点がある。
　新入職員は、医療現場での業務に就く前に研修を受けることになる。この場合、業務内容がイメージできないためにどうしても習ったことが実践に活かされないことがある。すでに研修医、看護学生やその他の職種の実習生として現場を経験している場合は多少違うかもしれない。しかし、それとても実習生の時と職員になってからとでは責任の重さは異なる。したがって、現場の具体的な問題をまだ知らないうちに、接遇について習っても、それが「なぜ必要なのか」という核心にまで思い至ることができず、上辺だけの接遇研修になりかねない。もちろん、社会人としてのマナーを一通り習得することは大切であり、新入職員の研修としての意義はある。
　また、接遇研修を受けた後しばらくは習ったことを実践しようとするが、そのうちに忘れてしまう。

■ 接遇研修は繰り返すことで実践に役立つものになる

　そのために、接遇研修は入職時だけでなく、実際に現場で働くようになってから再び行うのがよい。教育効果を上げるには"振り返り"が必要であり、接遇研修も"繰り返し"何度も"刷り込むこと"で初めて実践に役立つものになっていく。
　接遇研修を"繰り返し"実施することがいかに大切であるかという

ことを実感した例がある。私自身の経験で恐縮であるが、家電量販店で電気製品を購入しようと、店のスタッフにいろいろな機種の説明を求めたことがあった。しつこく聞いたのでスタッフもいいかげん説明に疲れて、購入意欲がないと見極めたら、さっさと手を抜くだろうと思ったが、そのスタッフは最後までていねいに説明してくれた。そこで、接遇教育を熱心に行っているのではないかと尋ねたところ、接遇研修はもちろんのこと、感心したのは『月に一度、交替でチームの一人が研修を受けて、それをみんなに伝えている』ということだった。家電量販店も、今は過当競争の中で生き残るために"必死である"ということが、接遇研修を繰り返していることから見てとれる。

　頻回とまではいかなくても、接遇研修を繰り返すのが重要であることは医療現場も同じであり、研修内容が定着してこそ「患者満足度」は向上するのである。

V

院長視点の研修で院内改善につながるのか？

V 院長視点の研修で院内改善につながるのか？

18 院長視点の接遇研修で確実に変化が現れる

　院長が接遇研修を主導するからには、やはり結果を求めたい。私自身が職員を相手に接遇の講師を続けてきて、その結果がどうであったかについて具体的に挙げてみる。

■ 院長が直接訴えることで印象を強く植え付けられる

・院長の思いが職員に直接伝わる。
・院長に挙がってきた患者さんのクレームを、院長が職員に直接伝えることで、印象強く植え付けることができる（各部署の責任者が、委員会の報告事項の一つとして部下に伝達しても、まず"誰も聞いていない"し、"到底、患者さんのクレーム内容は改善されない"）。
・接遇研修は「今さら何で？」と受け止められがちだが、院長が行うことで、ことの重要性が伝わる。

■ 院長と職員との距離が近づいた

・何といっても圧倒的に職員との距離が近づいた。クリニックの職員を対象にした研修でも職員の反応が変わったと実感したが、職員と話がしやすくなった。また、院長の"人間としての存在感"を示すことができた。廊下で職員にあいさつされる回数が増えた（これまで院長の顔を知らなかったのだろうか？と思えるほどに……！）。

■ クレーム対応の方針が明確になった

・患者さんのクレーム対応について、病院の姿勢が明確になってきた（モ

ンスターペーシェントは別問題）。

■ 院長の思いが伝わったことが実感できる

・全職員を対象に何度も研修を続けた結果、"院長の思い"は伝わったと思っている。それを実感するのは、敬語を正しく使えるようになったことで、院長の目の前であっても、職員が、患者さんに対して「亀谷が○○と申しております」と、院長のことを自然に呼び捨てにしている姿を見て、接遇の意味が伝わったと感じた。

■ 患者さんから"お褒めの言葉"や"感謝の気持ち"が聞かれるようになった

・患者さんの投書もクレームばかりでなく、"お褒めの言葉"や"感謝の気持ち"が寄せられるようになった（p136、137参照）。研修の回数を重ねるうちに、こうした肯定的な内容も「患者さんからのメッセージ」として伝えることができ、それがモチベーション向上につながっていったと思う。

・院長が患者さんからの"お褒めの言葉"を他の職員に披露すると、褒められた当事者はなおさら誇らしい気持ちになる。また、組織が活性化するためには「報酬」、「学習」、「感謝」の三要素が重要とされている。ここでの「感謝」とは、組織の責任者、上司や職場の仲間から"感謝される"だけでなく、何よりも患者さんからの"感謝"のもつ意味は大きい。つまり、どちらの投書も職員のモチベーション向上につながるのである。

■ 風通しのよい風土ができ経営成績に反映された

・風通しの良い病院運営になったためか、いろいろな経営指標は改善した。これは接遇研修の前後で比較したわけではないが、少なくとも経年的に上昇した。

■ 院長自身、経営への関心が強くなる

よく言われるのは、院長はとかく多忙で、院長自らが接遇研修を行

う時間なんてないということだ。しかし、このような研修の講師を務めることで、その準備としてビジネス書を読む機会が増え、経営に役立つようになったこともメリットといえる。

　今は、自治体病院をやめ、ある民間医療法人のクリニックの院長になったが、この"院長による接遇研修"は、引き続き職員に向けて実施している。

VI

接遇の重要性を院長視点で具体的に示す！

Ⅵ 接遇の重要性を院長視点で具体的に示す！

19 なぜ「あいさつ」が重要なのか

■「あいさつ」がもつ温かみは医療施設には欠かせない

　「あいさつ」の必要性を説くと、「今さら…子どもじゃないんだから…」という反応が返ってくることがある。医療に限らず、どんな社会でもこのような基本的なことはできて当たり前である。しかし、私が多くの病院を見学して感じることは、その病院の第一印象は「職員のあいさつ」で決まるといっても過言ではない。逆にいえば、「あいさつ」がないとどうなるか。職員が「目をそらす」、「知らない振りをする」のは、できて当たり前のことができない病院として、"悪い評判"に直結する。反対に、患者さんに「あいさつ」をし、職員同士も互いに「あいさつ」を交わす病院には"温かみ"を感じる。医療施設にはその"温かみ"が欠かせない。それを強調したい。

> 🔊 伝えたい「あいさつ」のポイント
> ①"目をそらす"、"知らない振り"は、「病院の悪い評価」につながる
> ②自分から先に"あいさつ"や"会釈"をする

■「あいさつ」がないのは、「病院の悪い評価」につながる

　職員が、「あいさつをしない」、「目をそらす」、「無視する」といった内容の投書（患者さんの投書⑥～⑨）が寄せられると、院長としては頭を抱えてしまう。しかし、このようなことは、どこの病院でもあり得ることである。私自身、かつて職員とすれ違った時に、こちらが会

患者さんの投書⑥
（病棟で）
○○病棟の看護師、すれ違っても、全く無視、あいさつをしない。

患者さんの投書⑦
（病棟で）
歩いていても、こちらが頭を下げているのに、いつも知らん顔、笑顔もなく、人としての「暖かさ」もない。

患者さんの投書⑧
（病棟で）
病棟で担当の方の対応は、とても良く満足していますが、担当でなくなると、一部の方ですが、すーっと通り過ぎて行きます。あいさつか笑顔がほしいです。

患者さんの投書⑨
（全体に）
○○先生は、患者の顔を見ない！どういうことなのか。

釈したにもかかわらず無視されたことがあった（研修開始後は改善されたが）。これには、正直なところ、びっくりして「何と嘆かわしいことだろう」と虚しさを覚えた。同時に、患者さんの立場で考えると、「この病院はどうしてこんなに冷たいんだろう」と呆れられ、そのまま病院の評判を落としていることに気づいた。これをきっかけに「あいさつ」の重要性をより強く考えるようになった。患者さんだけでなく、職員同士が「あいさつ」を交わす病院であることも重要である。

■ 医療者のほうから先に「あいさつ」や「会釈」をする

　患者さんであれ（自分の受け持ち患者さんでなくても）、訪問客であれ、当然"自分から先に！"を心がける。「会釈」でもよい。廊下やエレベーター内はもちろんのこと、時には病院外であっても、積極的に「あいさつ」をする。
　このことを職員向けの接遇研修で伝えるときは、次のような語呂合

わせで覚えてもらうように説明している。

　　　[あ]　　あなたから
　　　[い]　　いつも
　　　[さ]　　先に
　　　[つ]　　続けて

　私が職員向けの接遇研修を始めてしばらくして、病院見学に来られたある大病院の理事長から、「ここの職員はよくあいさつをしますね」と好感をもたれ、私自身、改めて「あいさつ」の意義を認識することになった。

MEMO あいさつ(挨拶)の語源

　挨拶の「挨」は心を開き接することで、「拶」は迫り近づくことである。自分から先に「あいさつ」をすることで将来に道が開けるという意味になる。それが人に会ったときや別れる時に取り交わされる「礼に叶った」動作や言葉として普及した。昔は、"向こう三軒両隣"と、隣り近所で『おはよう』、『おやすみ』と「あいさつ」を交わしたが、最近は隣にいる人が誰かも知らないことが多く、"孤独死"が日常語になるほどである。人と人との関係は希薄になっている。こんな時代だからこそ、意識して「あいさつ」を交わす習慣を取り戻さなければと思う。

MEMO あいさつの言葉

①「おはようございます」
②「ありがとうございます」
③「すみません」、「申し訳ありません」
④「お仕事中恐れ入ります」「お話し中失礼いたします」
⑥「お先に失礼いたします」
⑦「お疲れさま(です)」([私の講義ノート-③]、p90 参照)

VI 接遇の重要性を院長視点で具体的に示す！

20 なぜ「表情」が重要なのか

■「表情」一つで患者さんが受ける印象は変わる

　医療者のなかには、「腕さえよければ無愛想でも構わない」と驕った"専門職"がいるのも事実である。患者さんの投書⑩は、それに近い印象を訴えている。一方、職員の「笑顔」に安堵感を抱く患者さんもいる（患者さんの投書⑪）。

　つまり、患者さんは医療者に癒しを求めており、職員の「表情」一つ

患者さんの投書⑩
（診察室で）

名医と言われる先生に初めて診てもらいました。とてもテキパキとしてとても有能な先生というのも納得しました。しかし、質問されるときも、ずっと厳しい顔をされて、ほとんど言葉をかけてくれなくて、不安が倍増しました。

患者さんの投書⑪
（外来で）

"めまい"があり受診していた。4月に入院し大変居心地がよいのは実感していたが、改めてこの病院の"良さ"がわかった。初診の時の対応、待ち時間の短さ、スタッフが多いので、それもできるだろうが、皆様の笑顔がいい。○○先生の説明も、何度も、何度も、繰り返しあり、安心そのものでした。
ありがとうございます。

🔊 伝えたい「表情」のポイント
　①「明るく」、「豊かな」表情で！（表情訓練）
　②「笑顔」：ことばの語尾を「い」の口許で
　③目と口に、「こころ」をプラスする気持で

で病院の印象は変わることを伝えておきたい。

■「明るく」、「豊かな」表情で！（表情訓練）

ある会社の入社面接試験では"ニコニコ朗らか、ネアカが良い"が採用基準であると聞いたことがある。これは極端な話かもしれないが、確かに、職員の"朗らかな表情"は相手を和ませ職場を明るくする。

医療施設では、「明るく」、「豊かな」表情が癒しを求める患者さんの気持ちを穏やかにする。

■「笑顔」：言葉の語尾を「い」の口許で

新入職者の接遇プログラムで、「笑顔」のつくり方の練習として、「ことばの語尾を"い"の口許にしましょう」と"表情訓練"を行っている施設は多いと思う。銀行やホテルの接客と同様に、病院でも受付や窓口職員はこれらを学んでしかるべきかもしれない。

ただ、単に「笑顔」を患者さんに向けるのは、患者さんの気持ちにそぐわないこともありむずかしい。医師や看護師は、無愛想は望ましくないが、かといって変にとりつくろった笑顔は必要ないと思う。

■目と口に、「こころ」を プラスする気持で

私は、研修の冒頭で噺の枕として「こころは人と人の間にある」と説明している。医療者は癒すこころをもって病む人に向き合い、病人は医療者を信頼しこころを委ねる時に、両者の間には良心が生ま

> **患者さんの投書⑫**
> **（受付で）**
>
> 先日母の支払いのことで受付に行ったところ、○○さんと○○さんという方に親身に相談にのって頂きとても良い対応をしていただきました。
> 不安な気持ちだった私をていねいに気づかっていただき、時には笑顔を見せて下さったり、とても良い対応をして下さいました。本当に感謝の気持ちでいっぱいです。患者さんやそのご家族は不安を持っている方がいっぱいいらっしゃると思います。そんな時にあの笑顔とていねいな対応があれば皆さんが元気になれると思うし、不安もなくなると思います。○○さん、○○さん本当にありがとうございました。

れる。医師患者関係におけるラポール形成がなされたことになる。その時の医療者の表情には、自ずと「微笑み」のなかに優しさと思いやる気持ちが表れる。それがまさに「目と口に"こころ"をプラスする気持ち」にほかならない。

患者さんの投書⑫に、『患者さんやそのご家族は不安を持っている方がいっぱいいらっしゃると思います。そんな時にあの笑顔とていねいな対応があれば皆さんが元気になれると思うし、不安もなくなると思います』と書かれているように、これこそが、目と口に、「こころ」をプラスした応対であると考えている。

MEMO 「笑い」について

がん患者が寄席で大笑いした後にNK細胞（ナチュラル・キラー細胞）が有意に増加し、「笑い」が免疫力を高めることが証明されている。うつ病、心臓病、糖尿病、骨粗鬆症などの患者でも「笑い」は健康に良いとされている[13、14]。

65歳以上の高齢者のうち、「笑う頻度の少ない人」は自分の健康感が低いと感じている割合が、「ほぼ毎日笑う人」に比べて、女性で約1.78倍、男性で1.54倍も高かったことから、「笑い」は高齢者の全般的かつ精神的な健康を向上させる可能性があると考えられている[15]。

認知症スケールを提唱した長谷川和夫は、認知症ケアの技法として、①寄り添うこころと絆、②聴くことを第一にすること、それには待つこと、③目を見て話すこと、④明るく楽しい気分で接すること、が大切であるとしている。講演では、『努めて「笑う」ようにし、「コーヒーを入れましょうか？」、「いいね！ワッハッハッ……！」が良いのです』と勧めている[16]。

「笑顔」は、人間の表情の一つ、嬉しさの表れ、好意の表現、敵意がないことの意思表示であり、意識的に表情筋を動かして作る「笑顔」と、こころのうれしさが自然ににじみ出る「微笑み」がある。後者の「微笑み」は、眼の周囲の表情筋が動いて、「たれ目」気味になることが多い。医療施設では、後者のこころの優しさが素直に表れる「微笑み」こそが「笑顔」であり、真の「笑顔」によって病人や家族は癒されるものである。

VI 接遇の重要性を院長視点で具体的に示す！

Ⅵ 接遇の重要性を院長視点で具体的に示す！

21 なぜ「身だしなみ」が重要なのか

■「身だしなみ」が悪いと病院の評価は確実に下がる

　医療施設の職員に対し、「身だしなみ」を論じるのはむずかしい。白衣がユニホームの院内では、職員の見た目のちょっとした彩りが患者さんに喜ばれて会話の糸口になることもある。一方で、華美なおしゃれは患者さんの反発を招くことがある。個人の自己表現としてのおしゃれをどの程度許容するのかという議論にもなる。抽象的な指摘になりがちだが、確かに言えることは、患者さんから見て、「身だしなみが悪い」と思われたら、病院の評価は下がることになる。職員の自己表現も大切であり、尊重すべきであるが、患者さんからどう思われるかという点が優先されることを理解してもらわなければならない。

🔊 伝えたい「身だしなみ」のポイント
①「爽やか」が大切
②身だしなみの「三原則」
　　"清潔感" "上品さ" "控えめ"
　　［例］・華美なおしゃれ（爪など）は厳禁
　　　　・だらしなく長い髪は醜い
　　　　・不潔なユニフォームは洗濯を
③身だしなみを整えると得をする
　・気持ちが引き締まる
　・好印象を与える

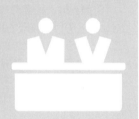

■「爽やか」であることが大切

「爽やか」をどのように感じるかは、人それぞれである。

爪のおしゃれとして、健康なイメージを出すためのマニキュアならば「爽やか」として許容されるかもしれないが、ネールアートなどは華美なお洒落ととられ、医療現場では禁物である（患者さんの投書⑬）。

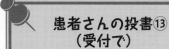

患者さんの投書⑬
（受付で）

受付の女性の爪にネールアート。
病院に勤める人に必要ですか？
夜の商売ではありませんよ。

イヤリングは、お洒落というだけでなく、実務的に落とす恐れがあることや指輪やナースキャップと同様に感染の温床になることも懸念される。

耳たぶに固定するピアスについては、医療施設ごとに判断しているようである。しかし、「ピアスなんかして…」と否定する世代もあり、その人たちにとっては決して「爽やか」には見えない。

余談だが、私が訪問した病院で、看護師長がピアスをしていた。聞いてみると「この病院では小さなピアスは許されています」と、看護師長は"それでも仕事はきちんとしていますよ"と言わんばかりの表情で誇らしげに答えた。なぜか私はその態度におごりを感じた。つまり、見る側にとって「爽やかさ」を感じないだけでなく、自分の「おしゃれ」を優先したように見えたのが不自然に映ったのだ。後日談になるが、その病院は院内感染症でたくさんの死者を出し社会問題になった。中間管理職である看護師長に、「おしゃれ」を優先する気の緩みはなかっただろうかと、私は、これらの意識が医療における緊張感の欠如につながってはいなかっただろうかとつい疑ってしまった。

見る者の違和感という視点から「身だしなみ」を伝えることも説得力があると思う。

■「清潔感」「上品さ」「控えめ」が基本である

◎清潔感

医療現場で特に重視されることは言うまでもない。血液や体液、消

毒液などがユニフォームに付くことがよくあるが、患者さんは、その汚れに敏感である。

院内にあるレストランで白衣を脱ぐように指示されるのは、衛生上の問題だけでなく、患者さんが不快に思うからでもある。また白衣はこまめに洗濯して「清潔感」を保つことが大切である。

だらしなく長い髪は人前では醜い。首を振りながら手で髪を掻き上げるしぐさはうっとうしく見える。せめて束ねるのが職場のエチケットであると伝えたい。

◎ 上品さ

これは一見医療にあまり関係なさそうではある。数学者の藤原正彦が「国家の品格」と喩えたように[17]、「上品さ」とは、"品格のあるさま"とか"品のよいさま"をいう。医療は「人の生」や「人の死」を敬う生業である。その医療に携わる者は、誰しもが身を引き締め、「上品さ」、すなわち"品格のあるさま"を意識して立ち居振る舞うことが大切である。また有名なシュヴァイツァーは「生への畏敬」という倫理的世界観のもとに医療を位置づけた[18]。つまり、医療をとりまく周囲の目はこのような「上品さ」を求めているのである。そのような例をあげて"品格のある身だしなみ"に気を配ることの意味を説明したい。

◎ 控えめ

華美にならないように心がけるだけでなく、"つつましさ"にこだわることである。医療人は伝統的に白衣を身にまとう習慣があるが、最近はカラフルなユニホームも重用される。色やデザインを決めるときは、患者さんに不快感を抱かせないように、そして、「清潔感」や「上品さ」に加えて"つつましさ"にも配慮することが大切である。

■ 「身だしなみ」を整えることで本人にも良い影響が及ぶ

以上挙げたことを基本として医療現場にふさわしい「身だしなみ」を考えてもらう。

ただ「『身だしなみ』を整えるように」と職員に訴えるだけでは、若い世代からはファッションに理解のない年配者のお決まり文句と受け取られるかもしれない。ドレスコードのある医療施設も増えてきてい

るが、上述したように、「身だしなみ」を整えることは、当然、患者さんの受ける印象が良くなる。それは翻って本人の"気持ちが引き締まる"ことにもつながる。さらに周囲に"好印象"を与えると認識するようになると、人として良い部分が引き出されるなど"好循環"が生まれ、本人にも良い影響が及ぶことになることを力説しておきたい。

Ⅵ 接遇の重要性を院長視点で具体的に示す！

22 なぜ「言葉づかい」が重要なのか①
──コミュニケーションとしての言葉づかい

■「コミュニケーション」に関する患者さんの不満は多い

　全国の患者さんから電話相談を受けている認定NPO法人ささえあい医療人権センターCOMLによれば、患者さんの不満が多い項目は「医師への不満」（約45％）で、他の相談項目に比べて突出している[19]。患者さんは、病気や薬の説明、日常生活への影響など、医療に関するあらゆる情報や支援などすべてを医師に求める傾向がある。その反面、患者さんは希望や意向を医師には正直に伝えられていないのである。

■患者さんは説明を受けても理解していないことが多い

　例えば、インフォームドコンセントについて、日本では「説明すること」に重きが置かれ、医師は専門的な内容を口頭でしゃべり続けることがある。患者さんのなかには、手術や化学療法など大きな決断を迫られた時に、実際には１時間ほど説明を受けたにもかかわらず、「聞いていない」と訴えることがある。これは、話が専門的すぎて理解できていなかったための齟齬である。高齢者であればなおさら聴き取りやすいように配慮する必要がある。
　また、患者さんは、医師に対する遠慮や自分自身のプライドもあって、内容がわからなくても「頷く」ことが多い。しかし、「頷いた」からといって理解できていると判断するのは危険である。手術直前で緊張しているときなどは、患者さんの頭の中は真っ白で、まさに「頷いて」聞いていても全く上の空のことがある。このような場合、医療者からの説明後、改めて患者さんから自分自身の言葉で表現してもらい、どの程

度理解できているかを確認することが大切である。

■「コミュニケーション技法」の大切さを理解してもらう

　このように、患者さんが不満を抱く場合、その多くは「コミュニケーション」に関するものである。上記は医師の例を挙げたが、これは医療施設に働くすべての職員にとって重要なことといえる。接遇を考えるとき、「コミュニケーション技法」がいかに大切であるかを理解してもらい、それを習得してもらうことが最大の課題である。

　そこで、「言葉づかい」について、どうすれば"好感"をもってもらえる話し方ができるかという視点で職員に伝えておきたいポイントを紹介する。

私の講義ノート－②

コミュニケーションとしての「言葉づかい」とは

　まず、コミュニケーションが三つの要素で構成されていることから理解しておきたい[20, 21]。

◎**言語的コミュニケーションから**
　言葉で話すことが「言語的コミュニケーション」である。言葉には、"正しい言葉"と"間違った言葉"、"穏やかな言葉"と捨て台詞のような"乱暴な言葉"、"わかりやすい言葉"と"理解しにくい言葉"、"公の場で使う言葉"と"身内で交わす言葉"など、いろいろな要素がある。ここに挙げたことだけをとっても、医療現場では"正しい言葉"、"穏やかな言葉"、"わかりやすい言葉"、"公の場で使う言葉"で話すことが「言語的コミュニケーション」として重要である。

○**無意識に専門用語を使わない**
　接遇面で特に注意を喚起したいのは、専門用語の使用である[22]。医療者は臨床・教育・研究の過程で医学に関する専門用語を使う習慣があり、日常的に用いることに違和感を抱いていない。しかし、一般人は専門用語を全く理解できないことを知らなければならない。医療者が使う略語に至っては論外である。例えば、"胃瘻"という専門用語もわかりにくいが、"ペグ（PEG：Percutaneous Endoscopic Gastrostomy、経皮内視鏡的胃瘻造設術）"と言われては、外国人のサッカー選手のことかと勘違いされてしまう。また、"座薬"という言葉の意味を知らなくて、"座って飲む薬"と思ってその通りにした人がいると、まことしやかに語り継がれている。他の学問領域でも同様で、経済学や建築学などの専門用語を一般人は理解できない。しかし他の領域以上に、医療者が専門用語で話すことへの不満は大きい。このことはたびたび新聞でも取り上げられており、医療者は肝に銘じてほしいと諭されることが多い。万人が病気の時に向き合うのが医療者であり、その機会は誰しも平等に訪れるため、多くの人が不満を訴えていることが新聞記事に掲載される理由であろう。医療者は無意識のうちに専門用語を使

う癖があるが、自らを戒めるばかりでなく、同僚が同じ過ちを犯しているときは注意するように心がけることが大切である。

○高齢者を「おじいちゃん」、「おばあちゃん」と呼ばない

"公の場で使う言葉"として問題になるのは、高齢者に対する「おじいちゃん」や「おばあちゃん」の呼称である。若い看護師などは、親しみを込めて「おじいちゃん」とか「おばあちゃん」と声をかけるかもしれない。しかし、この一言が「クレーム」として投書されることがある（患者さんの投書⑱、p85）。高齢者は、人生の大先輩であり、自分の人生に誇りを持っている。身体や脳の働きが衰えていくことに、自らが不甲斐ないと感じていることもある。敬意を払う意味でも、医療者は高齢者に対して「○○さん」と姓名で呼ぶことが重要である[4, 23]。

◎準言語的コミュニケーションから

"声の大きさ"、"声の質"、"言葉の速さ"、"沈黙"、"抑揚"などにより、話す言葉の雰囲気やニュアンスが変わることを「準言語的コミュニケーション」とか「パラ言語（paralanguage）」という[20]。

○相手の機微に触れるような"言い回し"

例えば、「何やってるの？」と、ふつうに言えば単なる疑問であるが、「何やってるの！」は、非難や叱責を表すことになる。医療現場では対人関係の機微に触れるような"言い回し"についても配慮が必要になる。

○高齢者や補聴器をつけている患者さんに対して

"声が小さい"とか、"早く話しすぎる"と相手は聞き取れないことがある。特に高齢者や補聴器をつけている患者さんには、近くで、"はっきり"、"ゆっくり"、そして"適当な声の大きさ"で話す必要がある（患者さんの投書⑯、p76）。このことは伝わりやすさだけでなく、患者さんの信頼や安心感につながることを知っておくべきである。

○感情が高ぶった人の語気に対して

感情が高ぶると、人は"語気を荒げたり"、"激しい抑揚"で話すことがある。患者さんは、苦悩を訴えたり、クレームを口にする時に、感情的になることがある。医療者には、まずはそれを"受け止める懐

の広さ"が求められている（無謀なクレームに対しては別）。逆に、医療者が、強く訴えたいがために、患者さんや家族に"強い口調"や"激しい言い方"で伝えたくなることもある。注意すべきは、話す内容が正しくても、強者から弱者への語り口は「横柄」と映ることがある。誤解されないように"平常心で語りかける"のが良いであろう。

○患者さんの"沈黙"に対して

"沈黙"については、どちらか一方の葛藤が高まり、その葛藤の中で話そうか話すまいか、あるいはどのように話そうかと考えている「葛藤の中での沈黙」が医師患者間のコミュニケーションでは重要である。患者さんは、何らかの葛藤が高まっている時に、しばらく"沈黙"することがある。その時は、患者さんからの言葉を待つことが重要であり、"沈黙"に耐えることが「傾聴」につながる[21]。

◎非言語的コミュニケーションから

コミュニケーションには、言葉以外の要素として、患者さんとの"距離"、"位置関係"、"姿勢"、"視線"、診察による"身体接触"などがある。これらを「非言語的コミュニケーション」という[24]。

○患者さんと話すときの"距離"

文化人類学では、両者が手を伸ばせば指先が触れることができ、相手の表情が読み取れる「個体距離」を75〜120cmとしている（パーソナル・スペース[25]）。診察室における医師と患者さんの"位置関係"は概ねこの"距離"に設定されている[23]。患者さんの病気や、がん告知など深刻な話をするときは、患者さんとの"距離を適切に保つ"ように心がける。

○患者さんと話すときの"位置関係"と"姿勢"

高齢者は動作が制限され見える範囲が狭くなる。また認知症の患者さんは、病状としても視野が狭くなり、患者さんの目の前にあるものしか気がつかない。つまり、患者さんの"顔の前"に行き、"目の高さ"をなるべく患者さんと同レベルに保ち、患者さんの"目を見て"、ゆっくり話すことで、初めて会話が成立する。

入院患者さんに、がんの検査結果について"悪い知らせ（Bad

news)"をするときは、ベッドサイドの椅子に座るなど、話し声が正確に伝わる"距離"で、患者さんに"向き合い"、"目を見て"、周囲に話が聞こえないように配慮して、ていねいに話すようにする。

○ "視線"の先

相手の「目を見て」話す場合（アイコンタクト）、眼球を見つめられると誰しもが「きつい」と感じるものである。顔面の"正中線上"、つまり"眉間"や"鼻先"などを見て話すと相手には「目を見て」話しているように映る。お互いの"視線"を水平に保つのは、力関係として強者（医療者）が弱者（患者さん）と平等の立ち位置にいることを暗示している。つまり医療者は上から目線で患者さんを威圧的に見下すことがないように心がける。

○ "身体接触"

診察する時には、患者さんの"身体に接触する"ことで、患者さんの信頼感を得たり、患者さんとの心理的な距離が近くなる場合があり、コミュニケーションが促進されることにつながる。逆に、診察に際して、痛い場所を強く押したり時間をかけすぎて疲れるなどの身体的苦痛や、不安感や羞恥心などの精神的苦痛により、医師への信頼が薄れることがある。女性の患者さんを男性の医師が診察する場合は看護師が介助するのが当然の配慮である。

これらのコミュニケーションの基本を知り、状況により使い分ける手法を学ぶことが、接遇で最も重要とされる「コミュニケーション技法」の向上につながる。

VI 接遇の重要性を院長視点で具体的に示す！

23 なぜ「言葉づかい」が重要なのか② ── 好感をもってもらえる話し方

■ "好感をもって聴いてもらえる"話し方が必要

　前述したように、患者さんと医療者の関係が良くない場合の原因の多くは「コミュニケーションにおける不満」である。コミュニケーションの良し悪しは、言うまでもなく、情報を伝達するだけでなく、相手が理解できるかどうかによって決まる。患者さんにとっては、医療者の説明が"聞こえる"のではなく、患者さんが積極的に"聴いている"状況で初めて内容をしっかり理解しているのである。そのために医療者の話し方は、患者さんに好感をもって受け容れてもらい、積極的

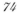 伝えたい「好感をもってもらえる話し方」のポイント

①正しく
　語尾まで「はっきり」発音
　「声の大きさと強弱」を工夫
　間違いやすい言葉（類似語）に注意
②わかりやすく
　「専門用語」や「外国語」は使わない
　「相手に合った言葉と速さ」に心がける
　「簡潔」に「結論を先」に話す
③感じよく
　相手の「目を見て」話す
　「あいづち」をうつ
　言葉の「くせ」をなくす
　「〜の方を……」はダメ

に聴いてもらえるようでなければならないと思う。

　私は、好感をもってもらえるポイントは「正しく」、「わかりやすく」、「感じよく」話すことが大切であると考え、その具体的な話し方を説明することにしている。

■「正しく」話すとは

◎ポイント
①物事を正確に伝えるために語尾まではっきり発音する。
②医療現場では、特に「声の大きさ」と「強弱」に配慮する。
③「健診」と「検診」のように間違いやすい言葉（類似語）に注意する。

> **患者さんの投書⑭（待合室で）**
> 名前を何度も呼ばれるが、足が悪くて、すぐには行く事ができません。何度も大声で名前を呼ばれるのは、はずかしいものです。

◎理由と対策
　病気は個人情報であり、「他人には知られたくない」と周囲に気をつかう患者さんが増えている。外来の診察室に患者さんを誘導する際に「大きな声で名前を呼ぶこと」を嫌う人も以前より多く見かける（患者さんの投書⑭）。診察が終わった後に、診察室の前で検査や処方箋の説明をするときも「周囲に聞こえない声」で話すような気配りが必要である。最近は、"通院していること"すら知られたくないと「過敏に反応する人」もいる。

　ここでは、"個の尊重"の考え方からも個人情報を守る工夫が必要になる。他人に知られないように、ポケットベルや番号を掲示して診察室に誘導する方法などを採用したり、説明のために隔離されたスペース（小部屋）などのインフラ整備に心がけている病院もある。

■「わかりやすく」話すとは

◎ポイント
①一般の人は、医学用語、特に医師が仲間うちで使う用語、英語、カタカナ表現や略語などが、全くわからないことに留意する。

②患者さんが理解しているかを確認してゆっくり話を進める。
③説明は「簡潔」に「結論を先」に述べる。

◎理由と対策

　「病院での説明は専門用語が多くて理解できない」ことがたびたび報道されている。前述したように、医師の話す専門用語の混ざった説明は理解されにくい（p68 参照）。注意すべきは、患者さんは医師の説明を聞く時に、「はい、はい」と頷く。しかし、話の内容がわかってもわからなくても同じしぐさをすると認識しておく。実際に、患者さんが帰宅し、家族から「どうだった？」と聞かれて、医師の説明とは全く別の内容を伝えていることが後になって判明することがよくある。

　患者さんに病状を説明するときなどは、噛んで含むように、また時には図示して、理解しやすく平易な言葉で話すのがプロフェッショナルである（患者さんの投書⑮、⑯）。そして、患者さんが理解しているかを確認して話を進めることが重要である。

　例えば検査で悪性腫瘍が見つかったときは医師も気をつかう。しかし、「遠回しな言い方」や「話をぼかしたりする」と、時には話が冗長になり、余計に正確な内容が伝わらなくなる。患者さんは「いったい、何が重要なのか」がわからなくなる。そこで、最初に大切なことを伝えて、それから具体的に説明するのが良い。

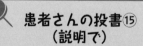

患者さんの投書⑮（説明で）

治療薬のくわしい内容について、患者本人や家族が納得いくような、分かり易い説明が欠けているように思う。患者や家族は、絶えず身体や健康面の不安を抱いていることをわかってほしい。

患者さんの投書⑯（説明で）

年寄りは耳が遠くなっている人が多い。ゆっくり、簡単に話してくださると、ありがたい。

例えば、「検査の結果では悪性の可能性があります」、「しかし、これから詳しく調べて最善の治療方針を決めていきましょう」、「大丈夫ですよ、協力しますから、一緒に進めていきましょう」などと説明する。悪い知らせ（Bad news）では、患者さんは頭の中が真白になりパニック状態に陥る可能性がある。医師の話は"上の空"で、こころの整理がつかず、そのまま帰宅することもある。検査結果に悪性所見が予想される場合は、予め次の外来に「どなたかご家族と一緒にいらしていただけませんか？」と、患者さんが自分の病気を受け容れるための準備を促すのも重要な方法である。

　がん告知には時代の変遷がある。説明しにくい病気ほど、また内容が複雑なときほど、あえて「簡潔」に「結論を先」にと心がけることが大切である。

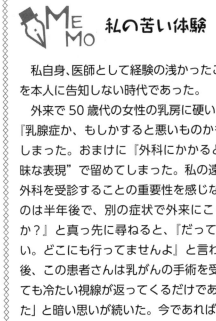

私の苦い体験

　私自身、医師として経験の浅かったころに苦い体験がある。当時は"癌"を本人に告知しない時代であった。

　外来で50歳代の女性の乳房に硬いしこりを触れた。癌を疑いつつも、『乳腺症か、もしかすると悪いものかもしれません』と話しを"濁して"しまった。おまけに『外科にかかると良いかもしれませんね』と、"曖昧な表現"で留めてしまった。私の遠回しな説明によって、患者さんは外科を受診することの重要性を感じなかったのである。それがわかったのは半年後で、別の症状で外来にこられた時に『外科に行かれましたか？』と真っ先に尋ねると、『だって、先生は乳腺症って言ったじゃない。どこにも行ってませんよ』と言われ、頭から血の気が引いた。その後、この患者さんは乳がんの手術を受けられたが、病院の廊下で見かけても冷たい視線が返ってくるだけであった。「気の毒なことをしてしまった」と暗い思いが続いた。今であれば訴訟問題になりかねない話である。

■「感じよく」話すとは

◎ポイント
○相手の目を見て応対する

　相手の目を見て話す「アイコンタクト」については前にも触れたが（p73参照）、重要なテーマである。

　「相手の目を見るとき相手のどこを見たらよいのだろうか」と聞くと、たいがいの人は、相手の「眼球」と答える。しかし、人は眼球を強く見つめられると、心の中を覗かれているようで"きつく"感じる。恋人同士はそれが必要なために見つめ合うものである。相手が他人のときは、眼球を凝視すると「眼（がん）を付ける」ことになるため避けたほうがよい。

　それではどこを見るかというと、相手の「眉間」や「鼻すじ」、「額の真ん中と顎の中央を結ぶ線（正中線）上」などに目を向けると、相手には目を見て応対しているように映る。これが「アイコンタクト」である。

　患者さんとの目線の高さも大切である。「水平」が良く、「上から目線」にならないように心がける。小児科では、ベッドに寝ている子どもに上から近づくだけで「ガリバーか巨人が攻めてくる」ように感じて泣き出してしまう子がいる。ベッドサイドにしゃがみ、子どもと目線を同じ高さにすると安心するようだ。これは大人でも同じで、ベッドに寝ている人に話しかけるときは、ベッドサイドに座るかひざまずくことで患者さんとの目の高さが「水平」に近づき、患者さんにとって聴きやすい状況が生まれる。込み入った内容の話をする時に心がけるとよい姿勢である。

　一方、「目をそらす」という場合もコツがある。つまり相手から目をそらす時に、上下左右のどちらを見るのが良いかである。上に目をそらすのは記憶の回想である。ふと考えたい瞬間や思い出している時に、人は右上や左上を見る。下に目をそらすのは、手元の資料に目を落とす行為で承認・了解のサインである。これは頷きという非言語的コミュニケーションと同じ意味になる。相手に与える印象として問題になるのは、横に目をそらす行為だそうだ。相手をまっすぐに見ていた目を

横にそらすということは、相手に関心がない、他のことが気になっている、内容に自信がない、何かトラブルが起きて焦っているなど、心ここにあらずの状態を示す軽い態度に見えるのだそうだ。交渉ごとの場面では納得のいく内容である。こころの隅に覚えておいてもらうとよいかもしれない[26]。

○「あいづち」をうつ

　「あいづち」は、患者さんの話に調子を合わせて受け応えするという非言語的コミュニケーション技法である。些細なしぐさだが、患者さんは、「自分の気持ちがわかってもらえている」と安心し、満足度が増すとされている。

○言葉の「くせ」をなくす

　若い人の間でごくふつうに用いられている言葉づかいのなかには、世代全体では許容されていないものがある。たとえば、ファーストフード店で、若い店員がよく「お水の**方**（ほう）、お持ちしました」という言い方をする。奇妙な日本語であり、耳障りな言葉づかいである。ましてや、この「○○の**方**（ほう）、○○○する」というのは、医療現場にはなじまない。若い人が仲間うちで使い「くせ」になっている話し方も、幅広い世代の患者さんと接する医療者の言葉づかいとしては改めるべきである（患者さんの投書⑰）。

　職員の中には本人が気づかずにいることが多いので、周囲から注意する環境づくりが大切である。

患者さんの投書⑰（食堂で）

食堂に居た看護師の態度が悪すぎます。
３人で色々な悪口等を大きな声で話し、言葉づかいも汚く、とても不愉快でした。おうへいで悪口も多すぎます。
食堂を使っている患者や家族は病院を信じているのだから失意させないでほしいです。
病院からも厳しく注意してほしいです。

Ⅵ 接遇の重要性を院長視点で具体的に示す！

24 なぜ「言葉づかい」が重要なのか③
——魅力的な話し方と聴き方

■ ただ優しく話しかけるだけでは理解は深まらない

　プロのアナウンサーでない限り、相手に向かって魅力的に話しかけることなどできないと思われているかもしれない。医療現場では、患者さんに理解してもらうために「わかりやすく」話しかけるように配慮しても、「魅力的」に話しかけることまでは意識していない。しかし、プロのアナウンサーでなくても、魅力的に見える話し方・聴き方はある。"笑顔で優しい言葉で会話する"ことだけが魅力的に見えると思っている医療者も多いが、これでは相手に理解されるとは限らない。相手に受け容れてもらうには、まずいかに相手に魅力的に映るかを意識した会話が必要である。そのための会話法があることを伝えたい。

🔊 **伝えたい「魅力的な話し方と聴き方」のポイント**

①魅力的な話し方の基本
　「親切な気配り」「ていねいな話し方」「迅速な対応」
②魅力的な聴き方の基本
　「傾聴」「共感」「さえぎらない」
③「はい」と「ありがとう」は魔法の言葉
④「聴き上手は話し上手」
　積極的に「あいづち」を打つことで話しやすくなる
　「親しさ」と「敬意を払う」を混同しない

■ 魅力的な話し方の基本
—「親切な気配り」、「ていねいな話し方」、「迅速な対応」

　サービスとホスピタリティーは似て非なるものである。語源は、サービスは奴隷（slave）であり、ホスピタリティーは主人・主催者（host）である。つまり、前者は奉仕・給仕など"仕える"ことであり、後者は客を迎え主を"もてなす"ことである。言葉づかいの面では、前者にはルールやマニュアルが必要不可欠だが、後者ではむしろそれがないほうがよい。基本的に、人は自分に関心を持ってもらいたいものである。医療現場ではホストである患者さんや家族に関心を寄せて対応することが魅力的な話し方や聴き方につながる。

　このような視点に立つと、魅力的な話し方には、「親切な気配り」、「ていねいな話し方」、「迅速な対応」がキーワードになる。対面しているときは、それに姿勢や身だしなみの良さなどの「爽やかさ」が加わるとなお良い。また誤った敬語の使い方をしないよう注意しておきたい。

 魅力的な話し方の具体例

- 話の端々で頷くとき：「はい」
- 受付や廊下、電話などでのあいさつ*：
  　「おはようございます」「こんにちは」
- 受付や外来で容態を聴くとき：「本日はいかがなさいましたか？」
- 会計でのあいさつ、用紙に記入してもらったとき：
  　「ありがとうございます（した）」
- 頼まれたとき：「かしこまりました」
- お待たせするとき：「少々お待ちください」
- お待たせしたあと：「（たいへん）お待たせいたしました」
- 相手に対して何かをする前：「失礼いたします」
- 希望に沿えないとき：「申し訳ございません。……（代案などを添える）」
- 迷っている人を見かけたとき：「何かお探しですか？」
- 別れるときや見送ることば：「どうぞお大事に」

＊「お疲れさま（です）」は年配の人に違和感を与える（[私の講義ノート－③]、p92、93参照）

これらが重要であることを説明するために場面ごとに想定される具体的な"話し方"例を紹介する（表3）。すでにおわかりと思うが、この具体例についても"ロボット"のような言い回しで話せば、これは"マニュアル"どおりとなり、ホスピタリティーからかけ離れることを強調しておきたい。

■ 魅力的な聴き方の基本
　　——「傾聴」・「共感」・「さえぎらない」

　魅力的な聴き方については、「傾聴」・「共感」・「さえぎらない」が基本であることを徹底したい。状況によっては、話が終わった時に「相手の話を要約する」とか「ほかにありませんか？」を加えるとなお良い。特に前の3点については、病状が重い患者さんに向き合うときの聴き方として、"相手に関心を寄せて五感をもってこころから聴き入ること"、"相手の苦痛や心情などに寄り添うように共感すること"、さらに"相手の思いや訴えをはなから否定しないこと"が最も重要である。医療者の中には、患者さんに向き合った時にこのような対応ができない人が結構いるものである。そんな時に、患者さんや家族は、医療者の応対を腹に据えかねて厳しく投書することになる。
　この点についてはさらに重要なことがある。実は医療施設に限らず、どこの日常会話でも質的な違いや程度の差こそあれ、聴き方の基本は「傾聴」・「共感」・「さえぎらない」ことである（詳細は、p72、109、114、118参照）。

■「はい」と「ありがとう」は魔法の言葉

　「はい」と「ありがとう」はごく当たり前の言葉である。聴講している職員の中には、なぜ、接遇研修でわざわざ取り上げなければならないのかと思う人もいるだろう。しかし、これらの言葉は魔法の言葉である。ある雑誌で、小学校のベテランの校長先生にインタビューした記事に、「子どもへの教育では、『おはよう』、『はい』、『ありがとう』が、社会に巣立つうえで最も大切です」の一文があった。教育者としての長い経験から発せられた名言であり、だからこそ実感がこもっていた。

特に、「はい」と「ありがとう」は最も美しい日本語とされている。この表現には"誠実さ"と"温かさ"が感じられる。

誰しもが、「はい」や「ありがとう」と言われて嫌な思いをする人はいないのである。患者さんに対してだけでなく、職員同士でも、「はい」や「ありがとう」を口にするだけで人間関係がスムーズにいくことがある。ただ、口にするのが照れくさいだけだ。これらの言葉を日常的に自然に使えるようになるために、あえて、これらの言葉の良さを伝えたい。

■「聴き上手は話し上手」
◎ 積極的に「あいづち」を打つことで人は話しやすくなる

患者さんの訴えにきちんと「あいづち」を打って聴くことは、とても大切である。とはいえ、意外とできない人が多い。職員にはそのことをよく認識してもらう。

「あいづち」一つで、どれだけ相手が話しやすくなるかということをロールプレイングなどで実体験してもらうのがよいかもしれない。実際、私にもこんな経験がある。

私が大学医学部で教員をしていたとき、外部のベテラン医師を招いて、「患者教育」のテーマで、学生向けに模擬患者を相手にした"診察風景"を披露してもらったことがある。そのときのシナリオは、糖尿病患者に食事指導をした次の外来診察で、カロリー制限に向けて努力はしているもののまだまだ目標にはほど遠いところでの医師と患者さんのやり取りであった。私自身が模擬患者を務め、外部講師の医師は、患者役の私が、カロリー制限はまだ十分にできていないことを恥じるかのように下を向いて話しているのに対して、『うん、うん、それで……?』、『そんなに、できたのですか?』、『それはすごい!』と何度も頷きながら、学生にわかりやすいように大げさに「あいづち」を打って応えてくれた。実はこの外部講師は演劇部出身の医師(松下明・奈義ファミリークリニック所長)であったのだが、大げさな「あいづち」に惹き込まれて、私は患者になりきり、しだいに医師の方を向くようになり、シナリオにはない台詞までアドリブで話していた。こうした

迫真の演技が終わると普段はおとなしい学生たちから拍手喝采を受けたのである。

その時に、医師の「あいづち」は、患者さんの五感に訴えるものであり、すなわち医師が患者さんに向ける"思い"がこもっていることを肌で感じた。その結果、患者役をしていた私自身がいつの間にか医師の話題に惹き込まれていったのである。

まさに「聴き上手は話し上手」で、聴いているように見えて、実は自然のうちに松下医師が伝えたいことを話している光景に替わっていたのである。これは医師だからではなく、人間誰しもが同じ状況にあれば体験することであろう。

ことわざの「話し上手は聞き上手」の意味は、相手の話をしっかり聞くことで、こちらの言いたいことも相手に伝えることができ、お互いが十分にわかり合える会話になることである。逆のことわざに「話し上手の聞き下手」がある。自分の話に夢中になり、相手の話を聞かずに一方的に話をするという意味で、患者さんとの応対では、「話し上手は"聴き"上手」である必要があると強く訴えることが重要である。

◎「親しさ」と「敬意を払う」を混同しない

> ⇒ **よく指摘される「問題表現」**
> 「親しさ」と「敬意を払う」を混同しない
> 　例）老人に対して
> 　　「おばあちゃん」や「おじいちゃん」と呼ぶのは要注意
> 　　「自尊心を傷つける」場合がある

「親しさ」を示すことで相手との距離が縮まると勘違いすることがある。たとえば、お年寄りに"敬意を払う"ことと"親しさ"を表す両方の意味で、「おじいちゃん」、「おばあちゃん」と呼ぶことがある。

前述したように、医療現場では、医療者がどんなにニッコリして話しかけても、高齢の患者さんに対して「おじいちゃん」、「おばあちゃん」のような呼び方をすると、"自尊心を傷つける"ばかりでなく、家族に

まで"不快な思い"をさせてしまう場合がある（患者さんの投書⑱）。高齢者は自分の衰えを感じつつも「豊かな人生を送ってきた」と、その人なりのプライドがあるし、家族もそれを大切に思っているものである。常に名前で呼ぶことが大切である[4, 23]。

「患者さんを名前で呼ぶ習慣」は医療安全の観点からも重要で、患者さんの取り違えの医療ミスを防ぐことにもなる。このことも併せて理解してもらう必要がある。

>
> **患者さんの投書⑱（病棟で）**
>
> 80歳を過ぎた高齢者を「〇〇ちゃん」と呼ぶのは、家族として、非常に不愉快です。
> 高齢者は、人生を全うして今に至っています。
> 職員が「〇〇ちゃん」と愛称のような感覚でいることが、私には信じられません。

Ⅵ 接遇の重要性を院長視点で具体的に示す！

25 なぜ「敬語」が重要なのか

■「敬語」の誤用に気づかない医療施設は評価が下がる

　医療は、接客業ではないために、「敬語」をあまり重視しないのかもしれない。この「敬語」については最低限知っていればよいと思われがちだが、その最低限の知識すら間違っていることが多い。

　私は、よく他の病院の院長に電話をかけることがある。最初に出た相手側の職員に「〇〇院長をお願いします」と伝えたとき、その返事が「〇〇先生は、いらっしゃいません」、「〇〇先生は、電話にお出になられません」などと平気で間違った敬語の使い方をする応対によく出くわす。医療現場では、身内に敬語を使うという間違いが思いのほか多いように感じる。なぜ敬語を重視するかといえば、誤った敬語が日常的に使われている病院は、"常識のない病院"として評価が下がるからである。

　よその病院で、誤った敬語を当たり前のように使っているのを見て、「これでいいのだ」と誤解している職員に対しては"間違っている"と指摘することが重要である。

🔊 **伝えたい「敬語」のポイント**

①敬語の基本
　・"身内"から"外部の人"に
　・"目下の人"から"目上（上司）"に

②よくある間違い
　・身内の上司を院外の人に話す時に、上司に敬語を使ってしまうこと

■ 敬語の基本を図示して説明する

「敬語の正しい使い方」は、
・"身内"から"外部の人"へ
・"目下"から"目上の人(上司)"に
使うのが基本である。これは、わかっているようで、案外理解されていない。そのため、私は図にして示すことにしている。

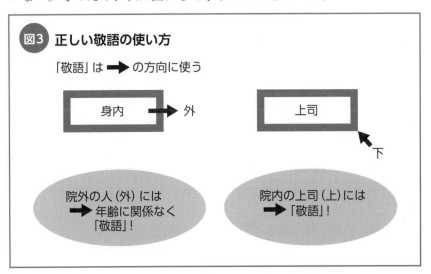

■ よくある敬語の間違った使い方を具体的に指摘する

◎院内の人を院外の人に敬語を使って紹介する誤り

医療施設でよく見かける「敬語の誤った使い方」がある。それは、自分の上司、つまり"目上の人"のことを、"外部の人"に話したり紹介する時に、自分の上司に敬語を使う誤りである(患者さんの投書⑲)。冒頭で紹介したように、よその病院に電話して、

> **患者さんの投書⑲**
> **(受付で)**
>
> 受付の人から、「△△薬のことは、○○先生に、直接伺ってください」と言われました。身内に敬語を使うなんて、あまりにも間違った使い方にびっくりしました。

「○○院長をお願いします」と伝えたときの職員の返事について考えてもらう。

〔間違い〕
・「○○**先生**は、今、外来をして**おられます**」
・「○○**先生**は、今、お留守で**いらっしゃいます**」

医療施設で、よく耳にする会話である。

この場合、病院の職員は、"外部の人（電話をかけてきた人）"を上に見るべきで、自分の上司は"内部の人（院長）"、つまり身内であり、「～先生」、「～しておられる」、「～お留守」、「～いらっしゃいます」などと敬語を使うのは誤りである。

したがって、次のように話すのが正しい。

〔正しい〕
・「○○は、今、外来（診療）をしております」、「院長の○○は、今、不在でございます」
・「○○です」や「院長の○○です」

◎院外の人に自分の上司を「○○先生」と紹介する誤り

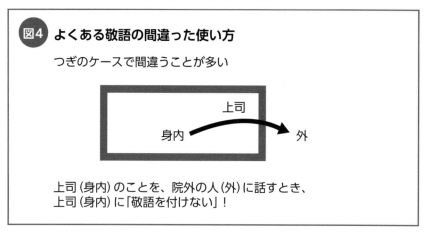

図4 よくある敬語の間違った使い方

つぎのケースで間違うことが多い

上司（身内）のことを、院外の人（外）に話すとき、上司（身内）に「敬語を付けない」！

また、"自分の上司"を"外部の人"に紹介するときも、

〔間違い〕
・「○○**先生**です」や「院長の○○**先生**です」

と言いがちであるが、院長は組織の中では"目上の人"だが、同時に"内部の人"でもある。よって"内部の人"を"外部の人"より上に見るのは誤りで、院長を"呼び捨て"か"肩書を付けて名前を呼び捨て"にするのが正しい。

　ここでも、"肩書を付けて"紹介するのは良いが、身内を「○○先生」と呼ぶのは誤りである。
〔正しい〕
・「医師の○○です」「○○院長です」

◎患者さんに"院内の人"のことを敬語を使って話すという誤り
　患者さんに"院内の人"のことを話す時にも誤った言葉づかいが目につく。
〔間違い〕
・「看護師**さんが、みえる**まで待ってください」
・「○○**先生**は、外来に出て**おられません**」
・「院長の○○**先生**が、**おっしゃいました**ように」
　つまり"院内の人"は"身内"であるのに"院外の人"に向かって敬語をつけて話してしまうことがよくある。これは、自分の上司のことを"呼び捨て"にすることへのためらいからくる誤りで、患者さんに対してもそれが出てしまうのである。
　この場合、上司であっても、名前に"肩書を添える"か"名前を呼び捨て"にして、"患者さん"を立てる言い方が正しい。
〔正しい〕
・「看護師が来るまで、お待ちください」
・「循環器科の○○は、外来に出ておりません」
・「院長の○○が、申しましたように」

　これらは、日常的な会話である。敬語の使い方を誤ることで病院の評価は大きく下がる。このことを常に頭において正しい敬語を使うように心がけることを繰り返し強調するのが重要である。

私の講義ノート−③

近年の敬語の考え方

　敬語の使い方が乱れているのは、医療現場だけではなさそうである。専門家によると「一般的な敬語の使い方」は、時代とともに変化しているという。「NHKことばのハンドブック第2版」[27]に記載されているコラムに、「現在の敬語は"あげる"と"やる"の使い分け、謙譲語と尊敬語の混同など、敬語が乱れており、この傾向はおさまらない。放送では、相手に失礼でない程度の敬語を使い、使い過ぎに注意するようにしている」とあるが、今後も、敬語が"変化していく流れ"を見守る必要がある。

　文部科学省は、「文化審議会答申」として「敬語の指針」[28]を示し、従来の3分類を改めて「敬語の5分類」(表4)を推奨している。

◎どこまで敬語を使うべきか
　一方、どこまで敬語を使うかは悩ましい問題でもある。過剰な敬語は、慇懃無礼な印象を与え、かえって相手を不快にさせてしまうからである。NHKでは、敬語の役割について、
・かつては『人間の上下関係を表す』とされていた
・現代では『その人を尊重しようという気持ちを表すこと』、『その人の立場に配慮すること』、『その人と親しいか親しくないかの、親しさの程度を示そうとすること』に変化している
としている[26]。

◎過剰な敬語から中立的な敬語に
　図5は私自身に届いた手紙であるが、医師向けの書状には過剰な敬語表現が多い。
　NHKでは、番組の出演者に失礼にならず、視聴者に不快感を与えない範囲で、なるべく敬語を控えめにするように決めたそうである。現在では、「中立的な敬語」が用いられ、その要点は全体に敬語を使うのではなく、以下のように**文末でのみ敬語を使う**のがよいとされている[26]。
×「そちら様のご予定は、いかがでございますでしょうか？」
○「そちらの予定は、いかがでございますか？」

敬語の5分類（文献28を一部改編）

3分類	5分類		特徴	例		
				行為	物事	状態
尊敬語	尊敬語	素材敬語1)	「いらっしゃる・おっしゃる」型	いらっしゃる、おっしゃる、なさる、召し上がる3)、下さる（←くれる）、見える3)（←来る）、**お**使いになる、ご利用になる、読ま**れる**、はじめ**られる**、**お**導き、ご出席、(上位の人からの)ご説明、ご指導**くださる**	**お**名前、ご住所、(上位の人から**の**)**お**手紙	**お**忙しい、ご立派
			自分より上位の人の行為・物事・状態などについて、その人物を立てて述べる表現			
謙譲語	謙譲語Ⅰ		「伺う・申し上げる」型	伺う3)、申し上げる、差し上げる、頂く（←もらう）、お目にかかる、お目にかける（←見せる）、拝見する、拝借する、差し上げする、**お**届けする、ご案内する、**お**読み**いただく**、ご指導**いただく**	(上位の人**への**)**お**手紙・ご説明、**拝**顔・**拝**眉	
			自分より上位の人に向かう行為・物事などについて、向かう先の人物を立てて述べる表現			
	（丁重語）謙譲語Ⅱ		「参る・申す」型	参る、申す、いたす、おる（←いる）、存じる（←知る・思う）	愚見、拙著、**小**社、**弊**社、わたくしども	
			自分の行為・物事を、話や文章の相手にていねいに述べる表現			
ていねい語	ていねい語	対者敬語2)	「です・ます」型	です、ます、ございます4)		
			話や文章の相手にていねいに述べる表現			
	美化語		「お酒・お料理」型	**お**酒、**お**料理		
			物事を**美化して**述べる表現			

1) 素材敬語：動作をする人、される人への敬意
2) 対者敬語：聞き手に対する敬意
3) 「二重敬語」は一般に適切ではないが、習慣として定着している例として、
   (尊敬語)「お召し上がりになる」、「お見えになる」、(謙譲語Ⅰ)「お伺いする」、などがある
4) ていねい語の「ございます」は、謙譲語Ⅱと同等にていねいな表現

> **図5** 過剰な敬語の手紙
>
> 　○○先生
> 　平素より大変お世話になっております。
> 　さて、この度『○○○』ご高閲ご玉稿を確かに拝受いたしました。
> 　ご多忙中、ご迅速なるお手際を賜り、誠にありがとうございました。
> 　お願いさせていただくご作業は本件で完了でございます。
> 　貴重なお力を賜りましたこと、厚く御礼申し上げます。

［〜させていただくという表現］

　さらに、「〜させていただく」と"へりくだり過ぎる"のも良くないとしている。
×「お手元に資料をご用意させていただきましたので、ご覧いただきますと、より具体的にご理解いただけると思います」
○「お手元に資料を用意しましたので、ご覧になると、より具体的にご理解いただけると思います」

　これは、「お手元」というていねい語は残し、「〜させていただく」「〜いただく」を削除し、最後に、相手の行為である「理解する」だけを敬語にすることで、十分に相手への敬意は伝わり、すっきりしていて意味がわかりやすくなると説明している[26]。

［お疲れさまでしたという表現］（MEMO、p93 参照）

　また、「ねぎらい」の表現として、職場で帰り際によく、
・「お疲れさまでした」
・「ご苦労さまです」
と声をかけるが、これは目上の人への言葉としてはいずれも誤りである。なぜなら「ねぎらい」という行為自体が"目上"から"目下"にするものであるからだ。この場合、目下から目上に対して、どうしても同様の言葉をかけるとすれば、
・「お疲れさまでございました」

という表現であればよい。これも最後だけをていねいにして中立的な敬語にした例である[26]。

[〜させていただきますという表現]
　たとえば、テレビなどで司会者が、「本日、司会を務めさせていただきます○○です」という表現を使うことが多いが、これも言葉本来の立ち位置を誤った発言である。「させていただく」は、相手や第三者から許可をもらい、行うことによる恩恵の度合いにより判断する言葉づかいであるとしている。
　この場合は、
「本日、司会を務めます○○です」
という表現で十分である[26]。

◎医療現場での敬語の使い方ーまとめー
　以上を要約すると、
①敬語は使い過ぎない
②文章の最後に敬意を込める
③目上に「お疲れさま」や「ご苦労さま」は誤りで、せめて「お疲れさまでございました」が許容範囲である

MEMO　"あいさつ言葉"としての「お疲れさま(です)」という使い方

　最近は、40歳代より若い人を中心に、朝も夕もなく、また電話やメールで初めて交わす言葉として、「お疲れさま(です)」をよく使う傾向にある。本来は、「仕事を終えて帰る人に対するあいさつの言葉として用いる」のがふつうであり（『大辞林』）、50歳以上の人は、このような「お疲れさま(です)」の言い方に違和感を抱くことが多いとの調査結果がある[29]。ただし、言葉は時代とともに変化するものであることから、初めて交わす言葉としての「お疲れさま(です)」という表現も、やがては全世代に使われることになる過渡期の現象なのかもしれない。

④「させていただく」は「務める」が正しいことになる。

　医療施設でも、敬語の使い方として、①と②は注意が必要である。

　また③の「お疲れさま」は、最近では"あいさつ言葉"として、特に若い世代で使われることが多い[29]（MEMO、p93参照）。

　④の「させていただく」は、医師や看護師の自己紹介で、「本日、診察を担当させていただきます〇〇です」

表5　相手により正しい言葉づかいは変わる

好ましくない用語例	好ましい用語例
わたし、僕	わたくし
だれ	どなたさま、どちらさま
〇〇会社の人	〇〇会社の方
ありません	ございません
できません、やれません	いたしかねます
知りません、わかりません	存じません
よろしいです、いいですよ	かしこまりました、承知いたしました
ちょっと待ってください	少々（しばらく）お待ちください
早くしてください	お早く願います
してもらえませんか	お願いできませんでしょうか
電話してください	お電話をお願いします
いま席にいません	ただいま席をはずしております
来てください	お越しください
行きます	参ります
します	いたします
来ました	おみえになりました
聞いておきます	承っておきます
どこへ	どちらへ
どうでしょうか	いかがでございましょうか
「はあ」「なんですか」	もう一度おっしゃっていただけませんでしょうか

というあいさつをよく聞くが、これも正しい敬語のようで、実は立ち位置を誤った言い方である。正しくは、
「本日、診察を担当します○○です」
とするのが自然である。
　敬語の具体的な使い方として、表5「相手により正しい言葉づかいは変わる」と表6「言葉の使い方に気をつける」を参考にしてほしい。

 言葉の使い方に気をつける

〔肯定するとき〕
かしこまりました
承知いたしました
その通りだと存じます（わかりました）

〔否定するとき〕
そのようなことはございません
それは何かのお間違いかと存じます
いいえ、そんなつもりでは
ございません（が）

〔ぼかすとき〕
まだうかがっておりませんので
まさかと思いますが
そのようなことはないと存じますが

〔さえぎるとき〕
お話中（お仕事中）
誠に失礼でございますが

〔すぐ話にはいるとき〕
早速でございますが

〔聞き返すとき〕
恐れ入りますが、
もう一度お願いいたします
もう一度、おっしゃって
いただけませんでしょうか

〔詫びるとき〕
どうもとんだご迷惑を
おかけ致しまして
申し訳ございません
何とも申し訳のしようもございません

〔謙遜するとき〕
いいえ、どういたしまして
そんなに言われましては
私にできることでございましたら

〔頼むとき〕
電話で大変失礼ですが、
ぜひ承諾を得たいと存じまして
ご多忙とは存じますが
恐れ入りますが、
〜していただけませんでしょうか
申しかねますが
〜していただけませんか
〜をお願いできませんでしょうか
何とかお考え願えませんでしょうか

〔都合を聞くとき〕
いかがでございましょうか

Ⅵ 接遇の重要性を院長視点で具体的に示す！

26 なぜ「態度」が重要なのか

■「言葉づかい」に「態度」も伴わないと印象が悪くなる

　どんなに、"ていねい"な「言葉づかい」を心がけていても、それにふさわしい振る舞いが伴わなければ、相手が受ける印象は悪くなる。むしろ、「とってつけた」ような"言葉のていねいさ"であれば、かえって反発を買うことになる。

　そこで、「態度」については、
・外面的には、
　①笑顔、②視線、③言葉など
・内面的には、
　①誠意、②熱意、③創意など
で表されると考えている。

　「態度」は、接遇研修の重要なテーマの一つとして、どの施設でも新入職者のオリエンテーションで取り上げられている。具体的には"おじぎの仕方"について説明することが多い。院長視点の研修では、"おじぎの仕方"を例に「態度」を学ぶことの大切さを話すだけでなく、接遇にとって特に重要なのは「感じの良い対応」であることを解説している。

🔊 伝えたい「態度」のポイント
　①おじぎの仕方
　②感じの良い対応

■ 外面的な「態度」の伝え方

　本来、「おじぎ」は、"こころを伝える"動作であり、「コミュニケーション技法」の重要な要素である。院内ですれ違う時には、軽く「おじぎ」をするだけでも、なごやかな雰囲気になる。したがって、病院でも積極的に「おじぎ」をするように心がける。忙しい者同士であれば「会釈」だけでもよい。

　新入職者の接遇研修では、よく「おじぎの"角度"」について説明される。首や背中を伸ばした姿勢で「おじぎ」をすると、美しく見える。日本人にとって「おじぎ」は相手への敬意を表すことがよく知られている。しかし、院長の接遇研修では、「おじぎの"角度"」については、せいぜい「会釈」、「ふつう」、「最敬礼」の区別があることを伝える程度で良いと思う。"深すぎるおじぎ"は、不祥事を起こした人が謝罪会見で見せる「おじぎ」のようで、医療現場ではかえって慇懃無礼になることもあり慎むべきである。

　一方、"ていねいな"気持ちを「おじぎ」に込めるには、「頭を下げるとき」より「頭を上げるとき」にゆっくりとした動作で行うとよい。出棺前にご遺体に礼をするときや、通夜や告別式で焼香する前後の遺族への一礼など、下げた頭をゆっくり元に戻すことで自分自身も厳

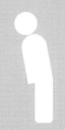

> **おじぎの仕方……「こころを伝える」**
> ①おじぎは「コミュニケーション技法」の要素
> 　「積極的なおじぎ」を心がける
> 　「会釈」は廊下ですれ違うときなどに
> ②おじぎの区分
> 　「会釈」：相手を見て軽く頭を下げる
> 　「ふつう」：自分の顔が相手から見える
> 　「最敬礼」：お詫びをするときなど
> ＊両手は膝のやや上に
> ＊頭を深く下げ過ぎではかえって失礼
> ＊いずれも、首や背中を伸ばした姿勢で
> ＊頭を「下げるとき」より「上げるとき」にゆっくりとした動作で行う

かな気持ちになり、その思いはご遺族にも伝わるものである。これは日常生活でも言えることで、"ていねいなおじぎ"を心がけると、相手を大切に思う気持ちがより強く表現されることになる。これとは逆に、頭を下げるだけの"形骸化したおじぎ"は軽薄な態度ととられ反感を買うことにもなりかねないと強調しておきたい。

■ 内面的な「態度」の伝え方

　当然のことながら、「感じの良い対応」は病院全体のイメージをよくする。「笑顔」、「視線」、「言葉づかい」など外面的な要因は、いままで述べてきた内容を実践することであり、具体的でわかりやすい。

　一方、「誠意」、「熱意」、「創意」など内面的な要因については、接遇研修でどのように取り扱ったらよいかが問題である。これらは個人の人間性や人生観、ものごとに対する価値観や心情など、心理的に彩られる事柄である。この説明はとてもむずかしい。しかし、これらは、人の立ち居振る舞いに表れることであり、「態度」を形づくる要素として極めて重要である。つまり「態度」について指導することは、人間の内面に目を向けさせ、自分自身で考える機会を与えることにほかならない。

　ここでも、院長として恥ずかしく嘆かわしい投書をあえて提示し（患者さんの投書⑳～㉓）、一つひとつの内容がいかに「人として、品位に欠ける」もので、「だらしなさ」や「愚かなおごり」の表れであることを諭すことにしている。

　これに留まらず、私は、むしろ内面的な「態度」については、日本人に備わっている特質が、そのまま「感じの良い対応」の基調に流れる重要な要素になると考えて、歴史的に見た日本人の生き様について、私なりに解説することにした。題材としては、近代日本が経験した大きな三つの復興、すなわち、「明治維新」、「終戦」、「東日本大震災」を取り上げ、それぞれが激貧や極災に臆せず立ち上がり、日本中が結集して歴史的な負を正に翻らせる叡智が日本人には備わっている、すなわちそれが「日本人の特質」であると語ることにしている。これまで取り上げてきた「あいさつ」、「表情」、「身だしなみ」、「言葉づかい」

のすべてに対して横断的にかかわるのが"人として"の「いとなみ」、「やさしさ」、「思いやるこころ」である。そのために、一般的なマナーとしての「態度」だけでなく、あえて「感じの良い対応」については、他とは異なる切り口で歴史的に見た「日本人の特質」について話し、職員一人ひとりの昇華に託すことにした。([私の講義ノート－④]、p100参照)。

患者さんの投書⑳（外来で）

・「この程度で受診しないでください」と言われた…。
・「あなたはここに来る人ではありません！」と言われた…。

患者さんの投書㉑（外来で）

若い医者から、「こういう事はかかりつけ医に言うべきで、当院では診療もできない、薬も出せない」と、馬鹿にしたように言われた…。冷たく感じた。

患者さんの投書㉒（病棟で）

「病院はホテルではないのだから！」と言われた…。

患者さんの投書㉓（病棟で）

○○科手術でお世話になりました。大体は親切にして頂き、感謝しております。以下の点が気になりましたので、……
ナースステーションで食器の返却場所を聞いたところ、白衣の職員が「なんか言っているよ～」と、他の職員に声をかけているのを聞き、耳を疑いました。失礼だと思います。
術前の点眼薬の開始日が誤っていました。それを指摘したら「大丈夫だと思いますよ～」と言われ、呆れました。

私の講義ノート―④

接遇に通じる「日本人の特質」を歴史にみる

　話す内容は近代日本における三つの復興についてである。明治維新、終戦、そして東日本大震災から立ち直るとき、それぞれに日本人の気質が浮き彫りにされたエピソードがある。

　まず第一の明治維新（1868年）としての復興である。江戸の幕藩体制が解体し、国内の政治権力の再編が進む過程で「鎖国」は終焉した。米国から赴任した初代総領事タウンゼント・ハリスは下田に居を構え、当時の光景について、「日本人は、貧しくとも楽しく、衣食は満たされ、家屋は清潔、態度はていねいで礼儀を重んじ、そして勤勉に働き、よく学ぶ、そんな集団である」とか、「日本人は喜望峰以東のいかなる民族よりも優秀である」と、繰り返し書いている[30,31]。当時の日本は「最貧の孤立国」であった。世界に共通する認識として、貧しい国は「不潔」で「暴動」が起きるのが常と評されていたにもかかわらず、日本人は根っこの部分、つまり人間としての"芯"に、「精錬」で「礼儀正しく」、「勤勉」な血が流れていることがわかる。このことは日本民族の特質として、我々も素直に受け容れてよいのではないだろうか。

　第二は終戦後（1945年）の復興である。元日本医師会会長の武見太郎の著書によると、終戦時は、国土の荒廃、食糧の不足、未来に生きる道を失った全国民の姿は、哀れそのものであったという[32]。誰もが空腹に飢えていたそんな時代に、熱心に靴磨きをする少年に進駐軍将校が感心してパンを分け与えたところ、自分は食べずに妹のためにと持って帰ったというエピソードがある。パンを与えた将校は、荒廃したなかにも日本人の「人を思いやる心」は残っていたと感心したそうだ[33]。このように日本人に備わっている「人を思いやる心」はそのまま「感じの良い対応」に結びつくのである。

　第三は東日本大震災（2011年）からの復興である。3・11の大震災直後の日本は、全国民が喪に服し、公演、イベント、学会などが自主的に取り止められ、国中が沈鬱な雲に覆われていたのは記憶に新しい。

当時のメディアに「多くの犠牲者が出たが、日本中が一斉に東日本に心を向け、『何とかしてあげたい』と多くの日本人が涙を流したであろう」とあった。まさに私自身も、テレビで連日放映された大津波の光景をみて号泣していた。この状況について、『日本人の中には、まだ「惻隠の情」が健在していると安堵した』[34]とあり、また、『被災者の秩序正しい避難の様子に、「日本人の倫理の高さ」を感じた』[35]などと記されている。この"惻隠の情"と"倫理の高さ"は、言い換えれば、日本人のこころの「優しさ」であり、人間としての「気高さ」である。どちらも、接遇の基調にあるべき大切な条理であり、これを行動に移すことがそのまま「感じの良い対応」につながると説明することにしている。

　人間の本性は歴史の変革期に本当の姿が現れるものである。この三つの復興では、極限状態における砥ぎ澄まされた立ち居振る舞いのなかに、日本人の賢明で崇高な生き様を見ることができる。人が人に向き合うときのすべての事象は接遇のテーマと重なると考えるのである。

Ⅵ 接遇の重要性を院長視点で具体的に示す！

27 なぜ医療にエチケットとマナーが必要なのか

■ 良好な人間関係を築き信頼を得るために必要である

　どんな職場でもエチケットとマナーは必要である。社会人としてのマナーは当然のこと、医療現場では、そこで働く人同士が良好な関係を築くために、また患者さんからの信頼を得るためにエチケットとマナーがある。これらは、入職時のオリエンテーションでインストラクターから習うので院長視点の研修ではあまり触れなくてもよいと思う。しかし医療現場に必要な最低限の事柄だけは強調しておき、なぜ必要かについて患者さんからの投書例を示しながら、その重要性を述べることにしている。

> 🔊 伝えておきたい医療現場の"エチケット"と"マナー"の例
> ①院内では「走らない」
> ②「立ち話」、「大声」、「笑い声」を慎む
> ③エレベーターでは患者さんを優先する

■ 院内では「走らない」のはなぜか

　医療施設では、廊下や階段を「走らない」のが原則である。医師や看護師が廊下を走ると、よほどの緊急事態が発生したのではと周りに映るからである。また昔の話だが、研修医が白衣の裾を翻して廊下を走る姿を見て、『"極楽とんぼ"みたい！』と、親しみを込めて自分の受持医のことを表現した患者さんがいた。いずれにしても、患者さん

は職員の一挙手一投足をよく見ているのである。廊下をダラダラ歩いているのも緊張感がない。院内では、医療者は常に落ち着いて行動するのが、患者さんだけでなく職員同士にとっても、安心・安全・信頼につながる。

■「立ち話」「大声」「笑い声」を慎むべきなのはなぜか

　院内では、「立ち話」、「大声」、「笑い声」を慎しむように気をつける。特に医療施設では、患者さんとその家族に対峙する点が一般企業と大きく異なることについて、再三述べてきた。医療者の接遇研修ではこの点が最も重要であることを改めて意識してもらう。

　患者さんの投書㉔は、がんの夫を看病する妻の切実な訴えである。3年間、治療を続けてきた病院で、いよいよ終末期の夫との別れに打ちひしがれている時に、病棟の医師たちが「大笑い」する声を聞き、それまでの感謝の気持ちも何もかもが失せていく心情や失望感がひしひしと伝わってくる。

　医療施設における接遇教育を"医療者"が行う意味はここにある。"弱者"であり"絶望の淵"にいる患者さんと家族の本当の辛さは、医療現場でしかわかりえない専門色の強い心情である。深夜の病棟は静まり返っており、心電図や人工呼吸器のモニターの音だけが病棟内に小さく響き時を刻んでいる。そのような静寂のなかで、終末期の夫に寄り添い、妻と子供たちが虚無感に浸り涙している光景が目に浮かぶ。それが医療現場である。そこでの「大笑い」が

患者さんの投書㉔
（病棟で）
（大腸がん終末期、緩和ケアの夫67歳の妻の投書）

3年間いろいろ有難うございました。
最後の入院期間 8/〇〜8/〇 の間にナースステーションの内での医師達の笑い声 ろうかでの大声 笑い声 その声を聞きながら、治る見込みのない夫の見守り。
そんな家族の気持ち おわかりでしょうか？
全員が笑顔で退院できる訳もなく、もう少し、気配りがあっても 良いのではないでしょうか。今迄の感謝の気持ち 最後に残念で仕方ありません。

どれ程の"非情さ"を患者さんとその家族にもたらすかは、医療者にしかわからないであろう。医師や看護師をはじめ、医療に携わるすべての職種は、常にこのような環境で働いていることを肝に銘じるべきである。

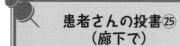

患者さんの投書㉕
（廊下で）

あるとき、廊下で看護師さんが、「認知症だからって、いい加減にしてほしいよねえ、……」という、信じられない会話を耳にしました。まったく、驚く限りです。

「立ち話」を慎むことについては、医療者として面目無い投書がある（患者さんの投書㉕）。認知症には、"記憶障害"などの「中核症状」のほかに、かつては「周辺症状」といわれた行動・心理症状を表す「BPSD（behavioral and psychological symptoms of dementia）」がある。後者は、具体的には、易刺激性、焦燥・興奮、脱抑制、異常行動、妄想、幻覚、うつ、不安、多幸感、アパシー、夜間行動異常などの多彩な症状で、認知症が日常生活に支障を来す要因でもある。患者さんのお世話をしている時に、看護師が手を噛まれたり、力任せに腕をつかまれて青あざができることがよくある。そんな"攻撃的"な症状に耐えかねた看護師が廊下で吐露した言葉を患者さんが耳にしたのである。投書の内容は、誰が聞いても弁解の余地のない、患者さんや家族に大きな不信感を抱かせるものである。理由はどうであれ、医療者として、決して口にすべきでないことである。同時に、この投書は、「壁に耳あり」と、「立ち話」を慎むべしとの教訓として、全職員に伝えるようにしている。

■ エレベーターで患者さんを優先するのはなぜか

エレベーターは、数人以上の他人が居合わせる個室である。医療施設によっては一般用と機材運搬用、さらには職員専用などに分かれているところもある。常日頃から、元気な職員は階段を使用するように周知しておく。

エレベーターの乗降での一般的なマナーとして、"患者さんや家族"を優先することは言うまでもない。また職員同士であれば、"上司"に、

つまり"相手として立てる人"に先に乗り降りしてもらう。一台に乗り切れないときは、からだの不自由な人、車椅子の患者さん、辛そうな患者さんや高齢者などに乗ってもらい、職員は遠慮するのが当然である。

エレベーター内では、囁き声も同乗者には聞こえる。医療施設では、エレベーター内で「患者さんのうわさ」、「手術の成績」、「検査手技の話題」など、仕事上の話は口にしない。小声でも避けるべきである。患者さんの個人情報の漏えいにもなりかねないし、また医療者には日常的な話題でも、乗り合わせた一般人には"不快に聞こえる話題"のこともある。たかだか数分間である。一切、仕事関係の話をしないルールを組織全体で決めることが大切である。

エレベーター内では、ふつうの話題であっても、「大声で笑ったり」、「おしゃべりしたり」は、やはり他人を不快にさせる。乗り合わせる人の中には、不安や痛みや苦痛でつらい思いをしている患者さんや看病に疲れた家族、またお見舞いの人など、いろいろな方がおられる。エレベーターでの職員の態度も病院の評価につながることを改めて説明しておく。

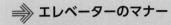
エレベーターのマナー

（乗るとき）
　「患者さんや上司」に、先をゆずる
　「何階でしょうか」とボタンを押す
（中で）
　「静かに」
　「個人情報を話さない」
　「仕事や病院の話題は避ける」
（降りるとき）
　「患者さんや上司」に、先をゆずる

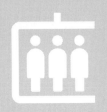

VII

接遇がどれだけ
患者満足度に
影響するかを
きちんと説明する！

Ⅶ 接遇がどれだけ患者満足度に影響するかをきちんと説明する！

28 接遇の必要性を患者満足度の視点で説明する

■ 他業種と違って弱者と向き合うことを自覚するように訴える

　私は、受付の職員だけでなく医師や看護師、ひいては医療施設のすべての職員に対して、「患者さんは、自分自身のことを、『他の業種における顧客とは質的に違う"弱者"であり、また"守秘義務を強く望む存在"である』と思っている」ということをわかってほしいと考えている。

　繰り返すが、医療施設で働く者は、接遇面では他の業種と異なり、弱い立場の人と向き合うことを自覚しなければならない。そのことを職員には強く訴えておきたい。

■ 患者満足度の視点で客観的に説明するとわかりやすい

　「接遇がなぜ必要なのか」については、患者満足度の視点で説明すると客観的かつ具体的でわかりやすい。

　そこで、院長視点の接遇研修では「9.患者さんが医療施設に求めているものは接遇で応えられる」(p28)にある調査データ[11]を参考に説明している。この調査は、主に医師を対象にしたものだが、全職員が心がけなければならない内容と広義に捉え題材として用いることにした。

　以下の章で、患者さんの視点で捉えた「患者満足度を下げるスタッフの態度」と「患者満足度を上げるスタッフの態度」について、具体的に挙げてみる。

Ⅶ 接遇がどれだけ患者満足度に影響するかをきちんと説明する！

29 こうすると患者満足度は下がる

　ここでは、職員のどのような言動や態度が患者満足度を下げるのかについて、具体的に例を挙げ、接遇改善に活かすようにしている。

> **患者満足度が下がる医療者の言動・態度**
> （1）絶対にしてはいけない態度〔満足度を大きく下げる〕
> 　①話をさえぎる
> 　②医学専門用語を使う
> （2）避けた方がよい態度〔満足度に悪い影響を与える〕
> 　①印象を損なう身だしなみ

[絶対にしてはいけない態度（満足度を大きく下げる）]

■ 患者さんの"話をさえぎる"こと
◎ "話をさえぎる"ことは、患者さんの自尊心を大きく傷つける

　人は、自分が話している時にいきなり"話をさえぎられる"と、自らが否定されたように感じ、自尊心が大きく傷つくものである。医療現場でよく見かけるのは、患者さんが、医療者の前で自分の病状について、「何とかわかってほしい……！」と必死に訴えているのに、それを医療者が途中で"さえぎる"光景である。医療者にとっては、問診は診断プロセスの一部であり、概ねの経過や病状がわかると、それ以上の訴えを聴くより、その先の検査や治療に関心が移ることがある。

救急医療の現場ではその傾向が強いかもしれない。そんな時に、心の中で「わかったから、その話はもういいから、静かにしてくれ」と内なる声に急き立てられて、つい話を"さえぎり"たくなる。しかしそれをすると、患者さんは"何とも言い足りない""不完全燃焼"の心理状態に陥る。特に相手が若い医療者で、上から目線で"話をさえぎる"態度に出られたときなどは、余計に自尊心が傷つけられ、怒りすら感じてしまう。当然の結果として患者満足度は大きく下がる。

◎患者さん側の心理や立場がわかっていない

　患者さんの投書㉖は、救急車が何台も並んで待機しいている深夜の小児救急外来でのことである。若い女性医師が、殺伐とした超多忙な状況下に、喘息発作の患児の母親に問診をしていた。その医師は普段は決して評判が悪いわけではなく、むしろ深夜の混雑した救急外来の激務を斟酌すれば、大変な思いで診療していることが想像できる。

　ここで、医療者と患者さんやその家族の感じ方を冷静に見比べてみる。救急外来は、医療者には"日常的"な職場であっても、患者さんにとっては"非日常的"な環境で、患者さんやその家族は不安や焦りから不安定な心理状態にある。つまり"ふつうの人"である医療者と"ふつうでない人"である患者さんやその家族が向き合うときは、"ふつうの人"が気配りをしないと、両者の間に良い人間関係は成立しないのである。"話をさえぎる"ことは、どんな時でも慎まなければならないが、弱い立場にある患者さんやその家族に対しては、なおさら配慮が必要である。

> **患者さんの投書㉖**
> **（小児科救急外来で）**
>
> ○○医師は、患者の話をさえぎり傾聴の姿勢が全くないばかりか、こちらからの確認や質問にもまともに答えてくれなかった。すべて否定的な言いかたで、何も患者に寄り添おうとしない。
> 「だから～！」などと声を荒げて、また語尾を伸ばしてコギャルのように話されて、医師以前に良識ある大人の常識や品位さえも疑わしいです。
> 医療技術以前に人としての再教育のほどよろしくお願いします。

院長としては、救急外来における医師の疲弊については十分な理解を示したうえで、この投書を受けて、職員に対して次のように説明することにしている。
・患者さんの"話をさえぎる"言葉やしぐさを絶対にしないこと
・患者さんに"揚げ足を取られる"ような言葉づかいは慎むこと
同時に、職員には日頃の業務の大変さを労い感謝の気持ちを伝えることも忘れないようにする。

◎接遇に悪影響を及ぼす環境は、院長に改善する責任がある
　患者さんの投書㉖の内容は、"労働環境"が主たる問題ではないが、一部の医療者に負担が集中する診療体制が悪影響を及ぼしているのであれば改善しなければならない。過酷な労働環境ゆえに生じた問題については、まさに院長が根本的な改善に取り組まなければならない。
　もちろん、どんな理由があるにしても、トラブルを起こしてしまった職員には患者さんの心理について十分に説明し、今後の対応について指導しなくてはならない。職員が若ければなおさらのこと、本人の将来のためと考えて改善を求めるのは、上司の役目である。

■ 医学専門用語を使って説明すること
◎医学専門用語だらけの説明は患者さんを無視している
　患者さんに医学的な専門用語を並べて説明すると患者満足度は大きく下がる。医療者にとっては日常的な表現であっても、患者さんには"ちんぷんかんぷん"で、初めて耳にする言葉がほとんどのため意味がわからない（p70、76参照）（患者さんの投書⑯、㉗）。「病院関係者が専門用語を使うのでわかりにくい」という苦情は、新聞紙上でも取り上げられるほどに、患者さんには大きな問題なのだ。
　われわれが、たとえばIT機器のカタカナだらけの説明書を読んで、意味がわからずイライラするのを

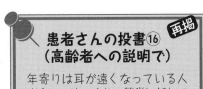

患者さんの投書⑯
（高齢者への説明で）再掲
年寄りは耳が遠くなっている人が多い。ゆっくり、簡単に話してくださると、ありがたい。

思い出してもらうとよい。それは、読み手や使い手のことを全く無視した説明だからであろう。

◎医療現場での説明は想像以上に患者さんに伝わっていない

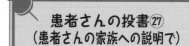

患者さんの投書㉗
（患者さんの家族への説明で）
治療薬のくわしい内容について、患者本人や家族が納得いくような、分かり易い説明が欠けているように思う。患者や家族は、絶えず身体や健康面の不安を抱いていることをわかってほしい。

また、患者さんに説明する時に、患者さんはよく"頷いて"聞いている。医療者側は、「患者さんは理解している」と思って話していても、患者さんは家に帰って、全く逆の内容を家族に告げることがある。こちらが想像する以上に患者さんには医療の内容がわかりにくいのである（「23.なぜ「言葉づかい」が重要なのか②」、p74参照）。このことを医療者は肝に銘じる必要がある。

「一般人には専門用語はわからない」ということに無頓着な医療者は、"気配りがない"と低く評価される。熟練の医師ほど、患者さんが理解できるように、病状を"平易なわかりやすい言葉づかい"で"ていねい"に説明しているのである。

[避けた方がよい態度（満足度に悪い影響を与える）]

■ 印象を損なう身だしなみであること
◎化粧によっては患者さんに受け入れられない

医療という職業は何よりも清潔感が求められる。そのせいか、患者さんは医療者の「身だしなみ」に敏感に反応する（「21.なぜ「身だしなみ」が重要なのか」、p64参照、患者さんの投書⑬、p65）。医療専門職のみならず受付スタッフも同様である。おしゃれや化粧を一概に規制するのはむずかしいところがある。しかし、誰の目からみても医療現場にはそぐわないと思われる派手な化粧は確実に患者満足度を下げる。患者さんの投書⑬にあるように、体調が悪く、つらい思いをしている患者さんやその家族にとっては、「人の気も知らないで」、「自分だけ華や

かで楽しそうに」と不快に映るのである。自分のための化粧より患者さんからどう思われているかについて考えてもらいたいのである。

　また、職員によっては、化粧を気づかうあまりに仕事の気が緩み、ヒヤリハットにつながることもある。接遇教育ではこの点も強調しておきたい。

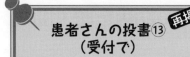

患者さんの投書⑬（受付で） 再掲

受付の女性の爪にネールアート。
病院に勤める人に必要ですか？
夜の商売ではありませんよ。

　その他、意外と本人が気づいていないことに口臭がある。医療者は患者さんと対面して話す機会が多いため、口臭には注意が必要である。実際には患者さんは遠慮して、『口臭がする』とは言わないだろうが、もし患者さんに"顔を背ける仕草"をされたときなどは、自分の口臭を疑ったほうがよいかもしれない。周囲のスタッフも、本人を傷つけないように配慮して、直接か別の人を介して、そのことを本人に伝えてあげるのが親切であろう。

私の講義ノート—⑤

家族の話を聴くこと

　昔から、"話の腰を折る"という表現があるように、口をはさんで、相手の話を途中でさえぎることは、とても嫌われる。上述したように、接遇では「話をさえぎる」ことは、患者さんにもっとも嫌がられる行為である。

　ここでは、患者さんの投書㉖（p110）について、もう一つ別の視点で考えてみる。プライマリ・ケアでは「家族志向のケア」がコンピテンシーの一つに含まれており、この投書は小児科診療における家族の関わりとしても問題提起することができる。

　患者さんを取り巻く"地域（Community）"の最小単位は"家族"である。人は家族と共に生き、家族は相互に影響し合う存在である。家族の思考、経済、衛生は疾病と密接に関係する。他にも親子、兄弟、多世代同居、独居、誕生、成長、結婚、就職、退職、リストラ、離別、死別、暴力など、家族は良くも悪くも"相互に"健康問題に関わることが数多くの研究で明らかにされている。

　そこで、投書内容を「小児のヘルスケアにおける二つの軸」の考え方から解説する[36]。

　小児の診療では、「小児の健康」と「親の育児」を二つの軸で捉え、前者は小児が「健康か病気」のどちらかに、後者は親が「育児に自信があるか不安に思っているか」について、それぞれを二分し四つの象限にまとめることができる。

第1象限：「健康な小児・自信のある親」：子どもは健康で正常に発達しており、親は自分の子育てに自信を持っている状態。これが最も好ましい。

第2象限：「健康な小児・不安を持つ親」：子どもは健康で正常に発達しているが、親に心配事がある状態。親は、例えば、食事、トイレの練習、おしゃぶりの使用が気になっている。ここでは親に適切なアドバイスやフォローアップが必要になる。

第3象限：「病気の小児・自信のある親」：子どもは病気に罹っているが、親はそれに対処する自信がある状態。親の過信や見過ごしにより大事

に至らないよう注意を喚起する必要がある。
第4象限：「病気の小児・不安を持つ親」：子どもは病気に罹っており、親はそれに対処できるか心配している状態。小児の治療と並行して、親の心身に配慮する必要がある。

　投書のケースは、小児は喘息発作で救急外来を受診した。母親は、自分の看病はこれでよかったのかと不安や心配が渦巻いており、医師に病状や既往歴を正確に聴いてほしいと思っている。つまり第4象限の「病気の小児・不安を持つ親」に相当する。
　医師は、喘息発作と診断した時点で治療方針がほぼ決まってくる。問題は母親への対応である。投書された今回の医師は、母親が、不安故に多くを訴えようとする心理状態にあることを認識できていただろうか。少なくとも、母親に対して傾聴する姿勢で向き合えば、母親の不安は和らいだはずである。実際には、時間の長短ではなく、医師の「視線」、「あいづち」、「共感」など、接遇における"傾聴"の姿勢が大切であり、親の心理に配慮したかが問われているのである。外来が混んでいれば、ある程度話を聴いたところで、『お話はよくわかりました。お母さんもご心配ですね。さて喘息発作を早く治療した方がよいので処置に行ってもよろしいですか』と優しく尋ねれば、それを拒む母親はいないはずである。
　「家族志向のケア」は日常外来で役立つツールである。

Ⅶ 接遇がどれだけ患者満足度に影響するかをきちんと説明する！

30 こうすると患者満足度は上がる

　患者満足度が下がる態度があれば、逆に上がる態度もある。
　医療者の言動と、それが患者さんの心理や患者満足度に及ぼす影響を対比させながら話すことで接遇が改善するように、ここでも自分自身の体験などを例に挙げて、なるべく具体的に話すことにしている。
　"弱者"である病人に向き合う医療者の言動を科学的に分析して作られた「医療面接技法」には、問診や身体診察、検査や治療の説明、予後やグリーフ・ケアにいたるまで、医療者が患者さんと向き合うほぼ

> ⇛ **患者満足度を上げる医療者の言動・態度**
> （1）当然行うべき基本〔行わないと患者満足度は下がる〕
> 　　① 「どうなさいましたか」と尋ねる
> 　　② 「あいさつ」をする
> 　　③ きちんとした「身なり」や「髪型」
> 　　④ 「頷いて」聴く
> 　　⑤ 「視線」を合わせる
> （2）行うと良い〔患者満足度に良い影響を与える〕
> 　　① 名前を名乗る（自己紹介）
> （3）是非やるべき〔患者満足度が上がる〕
> 　　① 訴えを「要約」する
> 　　② 訴えに「共感」する
> 　　③ 会話を「促す」
> （4）極め付け〔患者満足度が最も高くなる〕
> 　　① 最後に「ほかにありませんか」と確かめる（「ドアノブ効果」）

すべての場面を想定して、医療者の取るべき対応とそれが患者さんに及ぼす影響がまとめられている[24]。

以下に述べることは、いずれも医療面接で重要とされている内容である。

ここで大切なことは、患者さんを"個"と尊重し、"こころ"を添えて、患者さんに関心をもって接するように心がけることである。"上辺だけ"の行為にならないように注意する必要がある。患者満足度を意識し過ぎた態度はかえって不自然になり、それも受け容れられるものではない。職員には常日頃の習慣として身につけておくように理解を求めている。

[当然行うべき基本（行わないと患者満足度は下がる）]

■ 患者さんときちんとした会話ができること

ここでいう「会話」とは、患者さんが診察室に入って来てからの一連のやり取りで、患者さんにきちんと向き合って基本的なコミュニケーションがとれるかどうかが問われている。
① 「どうなさいましたか」と尋ねる
② 「あいさつ」をする
③ 「身なり」や「髪型」に気を付ける
④ 「頷いて」聴く
⑤ 「視線」を合わせる

患者さんは、診察室に入って、まず医師から「どうなさいましたか」と尋ねられることで、気持ちがほぐれ話しやすい心境になる。病んでいる人に手を差し伸べる"思いやり"のこころを添えて聴くことが大切である。しかし、ここに書かれている事柄は昔から行われていることであり、患者満足度への影響は可もなく不可もなく、できて当たり前ということだ。

この当たり前のことが、医療現場ではできていないことが多い。そのことを職員には強調しておきたい（個々の内容については、解説しているのでそれぞれ参照のこと）。

[行うと良い（患者満足度に良い影響を与える）]

■ 名前を名乗る（自己紹介する）こと

　かつて、医師は患者さんに自己紹介をする習慣がなかった。医学教育に「医療面接技法」が採り入れられたのを契機に、若い医師ほど診察の前に自己紹介をすることがふつうになってきた。考えてみれば、相手のプライバシーに立ち入った会話を交わすのに、自分の氏素性も明かさずに話し始めるのは一般社会ではあり得ない奇妙なことである。つまり、初めて会う人に、自分の名前を名乗るのは当然のことである。

　診察室では、自己紹介をすることで、患者さんには「ていねいに対応している」と感じてもらえるようである。また医療者にとっても自身の言動に責任感が芽生える。当たり前のことではあるが、改めて自己紹介の効用を強調しておきたい。

[是非やるべき（患者満足度が上がる）]

■ 訴えを「要約」すること

　患者さんから聴いた話を「要約」して確認することは、注意深く傾聴していたことを患者さんに示すことになる。患者さんには、自分の話したことが相手にきちんと伝わったとわかり、"尊重された"と感じることになる。その結果、良好な医師患者関係が築かれることが多い。

　医療者にも、メリットがある。自分が何を知っていて何がわかっていないのかが整理でき、誤診を避けることにもなる。また、面接中に話題を変えるときなどは、そこまでの内容を確認することは、患者さんと医療者の双方にとって頭の切り替えにもなる。

■ 訴えに「共感」すること

　患者さんは無意識のうちに感情を言葉だけでなく非言語的に表現することがある。

　「共感」は、患者さんがどのように感じているかを、推測するばかりでなく、確認するためにも、尋ねるようにして行う。そして、患者さ

んの気持ちを理解し、相手を受け容れていることの意思表示として、「わかりました」、「大変ですね」、「おつらいでしょう」などのワンフレーズの言葉を添えて自分の思いを伝える。

患者さんが「とっても痛くて……」と言えば、「とっても痛いんですね」と患者さんの言葉をそのまま繰り返す。あなたの話をきちんと聴いていますよ、と知ってもらうだけでも「共感」になる。

また、泣いている患者さんにティッシュペーパーを渡すなどの非言語的行為でもよい。患者さんの肩に手を置くなど、身体的接触も「共感」を表すことになる場合がある。

「共感」することで、患者さんは"自分の思いがわかってもらえた"と認識し、医療者に信頼を寄せ胸襟を開いてくれる。

■ 会話を「促す」こと

「そうですね……」、「ほう、それで……」といった表現は、患者さんの会話を「促す」ことになり、話しやすい雰囲気をつくりだす。言葉ではなく、身体を患者さんの方にのり出して、アイコンタクトをとり、「はい」と"頷く"とか"あいづち"を打つのも、非言語的コミュニケーションとして、患者さんが話しやすくなるはたらきがある(「聴き上手は話し上手」、p83参照)。これらを繰り返すことで、患者さんはより詳しい情報や感情の変化を医療者に伝えることができ、患者満足度はさらに上がることになる。

上記の「要約」、「共感」、「促す」という行為は、患者さんとのコミュニケーションを潤滑にするコツともいえる。患者満足度が低いときの原因が、患者さんへの「コミュニケーション技法」の稚拙さにあるとすれば、これらの要所を押えることが改善につながる。

[極め付け(患者満足度が最も高くなる)]

■ 最後に「ほかにありませんか」と確かめること

「医療面接技法」では、会話のまとめとして、患者さんが言い残して

いないかについて、「ほかにありませんか」と改めて確認することを薦めている。患者さんは、医療者の前では自分の思っていることや尋ねようと用意してきたことの半分も言えずに帰ることがよくある。「ドアノブ効果」とは、患者さんが診察室を出る時に、ドアに手をかけた状態で、それまでに聞けなかったことを補完する「医療面接技法」である。

最後に「ほかにありませんか」と尋ねることで、それまで患者さんが言い出しにくかった症状、例えば、性生活（インポテンツなど）の問題、家庭内葛藤、死の恐怖、職場の問題などを聞き出すことができたり、また見逃しかけていた疾患に気づくといった実質的な効果も期待できる。患者さんにとっては、言い忘れることなく帰宅できる安心感から患者満足度はさらに上がるとされている。

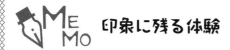
印象に残る体験

「ドアノブ効果」について、私自身、印象に残る体験がある。いつも診ている80歳代の女性の患者さんが、診察室に入るなり、『先生、あの若い○○先生は良い先生ですね！』と言ってきた。話を聞いてみると、患者さんは、先日、体調を崩して急遽来院し、その若い医師の診察を受けた。問診が終わり、診察の上でも大きな問題はなく、症状を抑える薬が処方された。これで終わりという時に、その若い医師は『ほかに、何かありませんか？』とていねいに質問したそうである。高齢だがはっきり物を言う患者さんは、『わ〜、そんなこと聞かれたの初めて！』とびっくりしたという。そのことを私に伝えたくて、『先生、あの若い先生、良い先生ですね！』と思ったままを口にしたのである。その医師は、家庭医専門医で「ドアノブ効果」について知識があり、日常の診察ではいつもそのことを心がけているということがあとでわかった。

私の講義ノート−⑥

ドアノブ効果と
ナラティブ・ベースド・メディスン

　従来は、データに基づく EBM（Evidence-based Medicine、「根拠に基づいた医療」）が中心であった。それに対して、NBM（Narrative-based Medicine、「物語に基づいた医療」）が提唱されるようになった。NBM は、患者さんが対話を通じて語る、病気になった理由や経緯、病気について今どのように考えているかなどの「物語」から、医師は病気の背景や人間関係などを理解し、患者さんの抱えている問題に対して全人的（身体的、精神・心理的、社会的）にアプローチしていこうとする臨床手法である[37]。

　「ドアノブ効果」には、NBM の側面からも大事なメッセージが隠されていることがある。私の体験であるが、病院を辞めたあとのクリニックで訪問診療に行ったときのことである。がん末期の患者さんが、自分自身の余命を確認したいが、知ることが怖いために質問できないでいた。在宅緩和ケアをしており、麻薬投与により身体的な痛みはゼロに近い状態であった。しかし、顔貌には霊的な苦悶（spiritual pain）が滲み出ており、静寂な居間には張り詰めた空気が漂っていた。診察を終えて、「また来ますね」と手を握り玄関に向かった時に、後ろから声が聞こえた。掠れるような小さな声だったが、「先生、……！」、しばらく間をおいて、「私、いつごろまでですかね？」と、初めて本人の口から余命について尋ねてきたのである。診察の途中には一言も触れることはなかったが、自分にとって最も重大なことを帰る間際になって、迷った末に、初めて尋ねてきたのである。今までは「死を受け容れることができない」という葛藤が随所に見られたが、諦めたのか、真実を知りたいと思ったのか、一歩前に踏み出して質問してきたのである。本人にとって最もつらい現実である"死"と向き合うことに思いが至った瞬間であった。私は、もう一度、ベッドサイドに戻り、余命について、推定されるよりやや永めの期間を設定し、しかし確実に訪れる死について隠さずにていねいに告知した。その患者さんは、残された時間を家族とともにがんと闘い、家族との絆をより深め、2週間後に息を引き

121

取ったのである。
　このように、患者さんは、大切なことであっても、尋ねにくい内容を先延ばしにすることがある。"性"や"死"の問題などが質問しづらい代表である。「お尋ねになることに躊躇する必要はありませんよ」と、配慮する気持ちを込めて、最後に「ほかにありませんか」と聞くことは「医療面接技法」の重要なフレーズであるとともに、これこそが接遇そのものなのである。

私の講義ノート—⑦

患者満足度は病院運営にとって重要な指標になる

　患者満足度に関する研究は多く、医療・介護における文献は年間1000本を超えている[38]。先行研究を要約すると、医師の技術や能力と、医師の患者さんに対する説明のわかりやすさ（共感や思いやり）や傾聴などのコミュニケーション変数が患者満足度に正の効果をもたらすとされている[39]。

　「患者さんが医療施設に求めていること（表1、p28）」では、5項目のうち上位四つは接遇の問題であり、「コミュニケーション技法」の充実が患者満足度の向上につながると説明した。

　患者満足度が「医療の質」に及ぼす影響についても多くの報告がある。患者満足度が増すと、「治療（服薬）コンプライアンス」が良くなり、「主観的なアドヒアランス（患者さんが自ら病気を理解し治療に積極的に関わること）」が向上するなど、「治療効果の最大化」につながるとされている[9]。つまり患者満足度は「医療の質」を高めることになる。

　一方、一般企業における「従業員満足」、「顧客満足」と「企業利益」の因果関係を示したサービス・プロフィット・チェーン[40]にならい、患者満足度から派生する「患者ロイヤルティ（患者さんが医療施設に対して抱く親密性や信頼性）」と、マーケティング・コストや財務データの分析から、「患者満足度による医療経営のプロフィット・チェーン」が提唱されている[11]（図6）。つまり、医師の「コミュニケーション技法」や受付・看護師の対応などが良くなることで「サービスの質」が改善し、患者満足度が上がると「患者ロイヤリティ」は高まる。その結果、患者さんは繰り返し受診するようになり継続患者数が増加するが、同時に、「家族・知人への紹介」や「口コミ」が増えて新患患者数も増し、収入が増加する。支出面では、新患患者の方が継続患者よりコストが高いため、継続患者の比率が増すことで全体のコストは低下する。また、「コミュニケーション技法」が劣る時に医療過誤訴訟が増えることを想定すると、患者満足度が向上することは「医療訴訟リスクの低減」につながる。双方により支出は低下し、結果として利益が増加すること

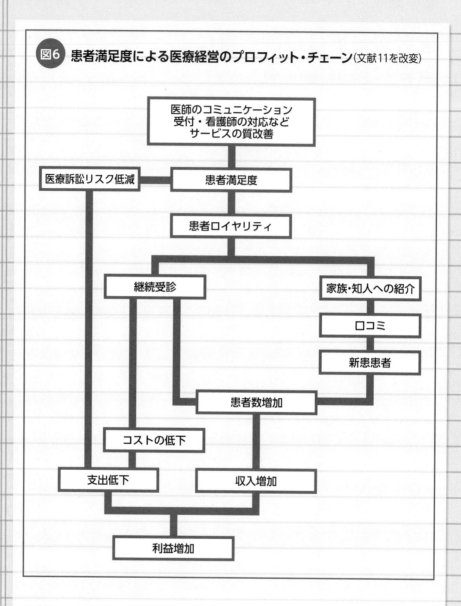

図6 患者満足度による医療経営のプロフィット・チェーン（文献11を改変）

になる。つまり、患者満足度は「経営の質」も向上させるのである。

このように患者満足度は、「医療の質」と「経営の質」の両方の視点から病院運営の重要な指標になる。「コミュニケーション技法」などの接遇教育が重要であることの所以である。

VIII

職員に院長の"思い"を率直に伝える！

Ⅷ 職員に院長の"思い"を率直に伝える！

31 接遇研修は「院長の思い（理念）」を伝える貴重な場である

■「どのような病院にしたいか」という院長の思いをわかりやすく伝える

　組織のトップは、常日頃から組織の活性化に思いをめぐらしているものである。

　「組織は、焦点となる明確な使命を掲げ、各々のメンバーが共通の目標に向かって行動することにより、一体化し、成果を上げることができる（ドラッカー）[41]」といわれるように、組織には使命に沿う明確な目標が必要である。それが"理念"であり、"クレド（Credo）"といわれるものだ。

　理念やクレドは、多くの企業で掲げられている。ことにクレドは、印刷されたものを携え、日々それを確認しながら業務につくことで全社員が共通の目標に向かい行動できるようになっている[42]。

　もちろん医療施設にも理念がある。参考までに私が院長を務めていた病院の理念を紹介する（図7）。私は、これを「病院の基本方針」と合わせて院内100ヵ所以上に掲示し、病院のホームページにも掲載した。"理念"を院内の随所に示したのは、もちろん患者さんに私たちの思いを知っても

図7　私のいた病院の理念

理念

私たちは
　市民がいつでも
　　安心し満足できる
　　　愛ある医療を提供します。

らうためだが、同時に職員にも自らの行動を戒める指針になるように、そして、全職員が共通の認識をもつようにという思いからであった。

■ 接遇は掲げた理念に向かうために必要だと伝える

　院長は、医療にかける自らの思いであったり、自院をどのような施設にしたいかという信念をもっている。それを実現するには、職員一人ひとりに院長の考えを理解してもらわなければならない。

　しかし、職員に面と向かってそれを伝える機会は少ない。接遇研修では、「接遇がなぜ必要なのか」ということを職員に知らせるためにも、院長の思いを伝えることが重要である。

　院長による接遇研修で"理念"を取り上げるのは、職員にその意味を正しく理解してもらい自ら考えてほしいからである。「なぜ、理念を掲げるのか」、「なぜ、その理念なのか」は院長であれば難なく伝えられるはずである。それが病院の目指す方向性だからである。院長自らが接遇研修を行うということは、接遇が理念に根ざすことを職員に知らせることに大きな意味があるからである。

　私のいた病院のように、理念に「愛」を掲げる医療施設は多い。しかし、職員に対して、その「愛」について改めて問いかける機会は少なく、また説明もむずかしいと思われるかもしれない。院長視点の接遇研修では、病院の"理念"である「愛ある医療」について、全職員が共通の認識をもつように、「愛とは」と題して、真正面から話すことにしている（[私の講義ノート-⑧]、p128参照）。

私の講義ノート—⑧

「愛とは」について

　理念に「愛」を掲げる医療施設は多い。それでいて、その「愛」について語るのは、むずかしい。私は、接遇研修で、病院の理念に関連して「愛とは」と話す時に、三つのエピソードを紹介することにしている。

　三つのうち二つは、「新約聖書」[43]から「コリント人への第一の手紙」と「善きサマリア人のたとえ話」を紹介している。「聖書」を読んでいなくても、この二つは多くの人がどこかで耳にしたことがあり、案外なじみのある文章である。本書では、三つ目のエピソードである、有名なヘレン・ケラーの「わたしの生涯」[44]に書かれている「愛」について紹介する。

　ヘレン・ケラーは1歳で熱病にかかり、視覚と聴覚を失ったが、家庭教師のアン・サリバン先生によって人生を切り開いていった。ヘレンは、サリバン先生の指導で「嗅覚」、「味覚」、「触覚」で感じることのできる「具体的な事柄」は理解できるようになったが、「愛」などの「抽象的な概念」については存在すら知り得なかった。あるときヘレンは、『愛とは何ですか？』と尋ねた。するとサリバン先生は『愛とは、猛暑の日に空に浮かぶ雲のようなものです』と答えた。そして、『あなたは雲に触れることはできませんが、雨には触れます。花や渇いた土が、暑い一日のあとに雨が降ることをどれほど喜ぶかも知っています。つまり、あなたは愛に触ることはできなくても、それがあらゆるものに注ぎかける優しさを感ずることはできます』と説いた。

　ヘレンは『そうか……！』と理解した。「愛とは、あらゆるものに注ぎかける優しさである」の表現は、具体的で、現実に即しており、爽やかで、わかりやすい。つまり、我々の行いとして「愛すること」とは「すべてのものに対して優しさを注ぎかけること」である。医療において、すべてのものとは、老若男女であり、社会的地位や貧富の差、職業の貴賎などに差別されない、万人を指す。

　すなわち、「愛する」とは、すべての人に平等に優しくすることであり、医療者にとっては、まさに「人間への愛のあるところに医術への愛も

ある（ヒポクラテス）[45]」を実践することにほかならないのである。
　私は、これらのエピソードを紹介することで、「愛とは」の課題に応えることにしている。

Ⅷ 職員に院長の"思い"を率直に伝える！

32 院長として医療の世界や社会における大きな意味での接遇を語る

■ 医療の特殊性を語るのは院長の役割である

　何度も述べるように、外部の接遇インストラクターだけではなく、院長（医師）視点の接遇研修が必要と感じるのは、医療に特殊性があるからである。
　その特殊性を改めて考えてみよう。
　今日の医学は、専門領域別に高度先進分化した科学、つまり"サイエンス"の占める割合が大きいのは確かである。しかし、ヒポクラテスが「人間への愛のあるところに医術への愛もある」と述べ、日本でも日野原重明が、「実践医学としての医術の業の技は歴史的に"アート"と言われている」と記している[45]ように、医学は"サイエンス"だけで語ることはできないのである。医療者には、"サイエンス"としての「技術力」とともに、患者さんを大きく包む"アート"としての「人間力」が求められているのである。
　たとえば、ホスピス医として著名な柏木哲夫は、医療における「技術力」と「人間力」のバランスが大切であると述べている[46]。災害医療の現場を例に挙げ、被災直後の悲惨な現場では、助かる可能性のある人を救うための「技術力」が最優先されるが、災害発生から時が経つにつれて「技術力」に加えて、被災者を"支える医療"として医療者の「人間力」が求められる。さらに時間が経過すると被災者に"寄り添う医療"が重要になり、そこでは「技術力」より「人間力」の比重が大きくなると述べている[46]。
　つまり、医療にはいろいろな段階と状況があり、医療者はそれぞれ

の場面に合わせて、「技術力」"サイエンス"と「人間力」"アート"の
バランスをわきまえて診療にあたることが大切である。ここで、接遇
は、この「人間力」に深く関わっているが、医療が特殊であるがゆえに、
この「人間力」だけで語ることもできないのである。したがって、私
は、医療の特殊性を熟知し組織を代表する院長だからこそ、このような、
医療における"接遇"の大きな枠組みを語れると考えている。

■ 接遇は感謝を呼びモチベーション向上につながる

　組織を運営する時に、職員が一生懸命働いてくれることを望むのは、
経営者であれば皆同じであろう。接遇が患者さんからの感謝を呼び、
ひいては職員の働きがいにつながる例として、私は、ある宅配会社の
経営者のエピソードを紹介することにしている[47]。
　その著名な経営者は、「お客様に感謝される社員をいかに育てるか」
に心血を注いでいる。その会社では、全国津々浦々で一人ひとりのサー
ビス・ドライバー（SD）が荷物の集荷と宅配の双方を担当している。
SDは、受注先の商店や個人宅を一軒一軒回って行くうちに、商店主や
顧客から「ありがとう」、「ご苦労さん」、「お疲れ様」と声をかけられ
るという。するとSDは、自分の仕事が人に「感謝される」ことに快
さを覚え、それを誇りに思うようになり、それが仕事へのモチベーショ
ン向上につながっているという。その経営者は、この点を大切にした。
宅配車輌をSDが使いやすいように改造し、業務はITによる合理化を
図り、組織の末端の現場で働く社員のモチベーション向上に名実とも
に努めたのである。『企業は地域の人を喜ばす存在でなければならない』
との信念をもち、人間にとって最も大切なことは「まごころ」と「思
いやり」であると自らを戒め、社員が「感謝される」ような会社経営
に徹底したのである。その結果、宅配業としてのシェアーは、全国面
積の98.8％、全国人口の99.7％（いずれも1989年）と、驚異的な成績
を収めた。今日なお、この会社は企業ブランド調査で首位に選ばれて
いるという[48]。
　私は、このエピソードを医療に置き換えて説明している。医療現場
の第一線で働く職員は宅配会社のSDと同様の位置にいる。そこでは

「コミュニケーション技法」を高めることで、患者さんを大切に、優しく接し、患者さんに「感謝される」存在になることが重要である。さらに拡大して捉えると、職員は自分の上司（院長を含めて）からも「感謝される」ことでモチベーションはより向上し、このダイナミズムは職場に好循環をもたらす。
　院長ならその全体像を描き、全職員をリードする立場で、接遇研修にあたれると思うのである。

IX

職員が納得し理解できる研修にするためのコツ

IX 職員が納得し理解できる研修にするためのコツ

33 実りある研修にするために明確なテーマと方針を掲げる

　接遇を院内に根づかせるためには、研修における課題を明確にする必要がある。私は次の3点をテーマにした。
　①社会人としてのマナー教育を振り返る
　②接遇面で問題になった"具体例"を題材にする
　③病院の目指す方向性を職員に明確に示す
　院長視点による接遇研修を実りあるものにするには、院長自らが研修にのぞみ、揺るぎない方針を掲げることが大切である。私は、以下の点（表7）に徹底的にこだわった。これらの方針になぜこだわったかについては、次章以降に詳しく解説する。

 院長が接遇研修を行う時に徹底するとよい方針

- 患者さんの投書を活用する
- 勤務時間内に実施する
- 1時間に収める
- 少人数で実施する
- 出欠をとる
- 全員受講を徹底する
- 看護師・医師にも必ず出席してもらう

IX 職員が納得し理解できる研修にするためのコツ

34 患者さんの投書を活用する
―― 他人事ではないと思わせる

■ 患者さんの投書を提示すると、参加者の顔つきは変わる

　接遇研修の意義を感じ、院長自らが講義を行うという手段に出ても、やはり職員にとっては、「仕方なく…」という思いが強く、内心は不満である様子がみてとれる。

　毎回、会場に集まってくる職員の顔を見ていると、「なぜ出欠まで取られて、接遇研修を受けなければいけないのか」と言いたげな怪訝な表情が多かった。そこで冒頭に、患者さんの投書の内容をそのままスライドで見せることにした（患者さんの投書①～⑤、p45）。

　多くの受講者は、これらのスライドを見てはっとした顔になり、部屋の空気は一瞬にして緊張する。そこで、研修の主旨がわかってもらえたな、と改めて皆の顔を見ることにしていた。

■ 問題を具体的に指摘することで関心をもってもらう

　接遇の重要性を示し、職員に受け容れてもらい、院内に根づかせるためには、研修の運営方法にもさまざまな工夫がいる。つまり効果的な接遇研修にするには動機付けが必要である。そこで有効な方法は、接遇における問題点を具体的に指摘することである。それには、患者さんからの投書をそのまま見せるのがよい。職員は、それまで当たり前のように行ってきた患者さんへの対応について、具体的に問題点を突きつけられると、身に覚えがあるためか、はっとする。

　したがって、患者さんの投書（あるいはクレームを記録したもの）を教材に、接遇研修を始めるのが動機付けとしては有効である。

■ 感謝の投書も直に伝えることでよりインパクトをもたせる

　一方、投書には批判的なことばかりでなく、なかには、お褒めの言葉や感謝の表現もある。

　初めの批判的な投書のあとに、患者さんからの感謝の気持ちが書かれたスライド（患者さんの投書㉘～㉛）を見せると、受講者の表情は和むものである。

　ここで、"患者さんの生の声を直に伝えたい"という私の思いが叶うことになる。

　他にも患者さんからの感謝の投書を選別しておき、接遇研修の流れの中で、その中から適当に選んで紹介するようにしていた。

患者さんの投書㉘（感謝）

当院は、私にとって信頼のおける病院です。
〇がんの手術を受けましたが、〇科医の優れた技術で、大した副作用もなく、お陰で元気に生活しています。感謝、感謝です。

患者さんの投書㉙（感謝）

医師の方、看護師さん、その他、皆様
大変ご立派で大変良く看病して下さいました。有難うございました。
院内、気持ちよく清潔です。

患者さんの投書㉚（感謝）

〇〇病棟に今回入院しまして、大変御世話になり誠に有難うございました。
皆様大変よくしていただき、至れり尽せりで感謝の気持ちで一杯です。
公立病院なのに大変サービスが良いと思いました。

> **患者さんの投書㉛（感謝）**
>
> 今回は骨折のため、約一ヶ月の入院・手術・リハビリとお世話になりました。病院内は清潔で整理整頓され、暗い雰囲気もなく、大変気持ち良く入院生活を送ることができました。
> また、先生方をはじめ看護師の皆様、受付担当の方々、警備員の方々に至るまで、親切で、ていねいな対応は、〇〇病院の理念が感じられます。
> 更に、ソーシャル・ワーカーの方が、患者とその家族の身になり相談に対応して下さり、本当に心強く思い感謝しております。
> 「病院は病いを治す場所ですが、それと同時に心安らぐ場所」と思います。
> まさに〇〇病院には、それがあると思います。
> 大変お世話になり、有難うございました。

■ 投書しやすい環境をつくっておけば題材には困らない

　病院内には、多くの場所に投書箱とメモ用紙を設置し患者さんが投書しやすい環境をつくる。そして、患者さんの声に真摯に応えることが重要である。「苦情」ばかりでなく「感謝」の投書も含めて、職員に直に伝えることが、職員に接遇を浸透させるために大切である。

IX 職員が納得し理解できる研修にするためのコツ

35 勤務時間内に実施する
——"業務の一環"と意識づける

■ 多忙を理由に"勤務時間内の研修"への反発が多い

　私が「院長の接遇研修」を計画した当初、看護師や医師たちは接遇研修を受けることに抵抗を示した。
　看護部は、接遇教育はすでに済んでいるとの思いが根底にあった。年度初めに著名な外部インストラクターを招聘して行っていたこともあり、なぜ同じことをもう一度するのかという不満の声が上がってきた。そのために、「病棟業務が多忙で、勤務時間内に1時間も割いて研修に出席するのは不可能」と強く反発した。「本来の業務を終えて、5時以降に行うのではどうか」と現場から言ってきた。しかし、それには「No」ときっぱり断った。院長の話を超過勤務手当を貰って聴講するのはおかしいというのが理由であった。

■ 時間内に実施することで業務の一環と意識してもらう

　そこで、業務への負担を最小限にするために、各病棟からは1回に一人のみ出席してもらうことにした。その人が抜ける時間は他の職員が仕事を補うように協力を要請した。また、昼休みの時間の調整を行うなど、こちらも妥協案を提示することで看護部との調整を図った。
　接遇研修は、業務の一環であり、それだけ重要であることを意識してもらうためにも、勤務時間内に実施することにこだわり、この点は頑固に貫いた。

■ **意義を認識してもらうために出欠をとる**

　また、研修では必ず出欠を取り、全職員に出席義務を課した（97％が聴講した）。こうすることで、単に院長の気紛れではないことを強調し、この接遇研修の意義をしっかり認識してもらうように努めた。

■ **通常業務への負担と効率を考え1時間で完結する**

　接遇研修は1時間で行うことにした。講義は1時間を超えると集中できなくなることが一つの理由である。

　同時に、勤務時間内に行うことが院長の主眼であり、各職場への負担を最小限にするためにも、1時間の約束を守った。よって、研修のスライドも1時間で完結するように準備した。

IX 職員が納得し理解できる研修にするためのコツ

36 少人数に分けて実施する
── 顔が見える距離感がよい

■ 勤務交代があるために全員揃っての研修はむずかしい

　小規模の施設で、職員が30人くらいまでであれば1回で済むかもしれない。しかし、人数の多い施設、特に病院では夜勤・早出・遅出などの交代勤務があり、クリニックでもパートタイマーがいる場合などは、すべての職員が揃うことはなかなかむずかしいため、複数回の研修を計画したほうがよい。いずれにしても、全員が受講できるようにすることが大切である。

■ 多人数の研修では参加者の反応が見えない

　大勢の職員を一堂に会して研修するのは、回数が少なくて済み、院長の負担は軽減される。しかし、人数が100人を超えると、広い会場になり、講師と受講者の間に距離がありすぎる。このような研修では、スライドの内容を一方的に伝えることはできても、参加者一人ひとりの反応を感じとることはできない。

　私は、参加者の顔が見える規模が望ましいと考え、人数を30人以下に絞ることにした。当時、私のいた病院は、職員数が900人弱（委託・派遣含む）であったため、少人数の研修を何回も繰り返すことになった。ローテーションの都合で受講者が3人と少ないときもあり、合計35回の研修を行った。そこまでこだわったのは、"広く薄く"より"狭く濃く"でなければ目的は達成できないと判断したためである。

■ 少人数で研修すればメリットはたくさんある

　メリットとしては、
・少人数であれば、院長から一方通行で話すのではなく、聴き手の反応を直に感じとることができる
・話し手と聴き手の距離が近いと、研修中に居眠りができないので、当然、熱心に聴かざるを得ない
・院長としては、聴き手の顔を見ながら語りかけることで、院長の思いが直接伝わったと感じとることができる
・参加者とディスカッションしやすい（特に医師を相手にしたときは時間を延長して話し合った）
などである。

　ただ、デメリットとして、
・院長は多忙のため時間調整が大変である
・1回の研修を少人数に絞ったため、各職場で職員の勤務調整に苦労したようだ（現場の責任者にとっては、1回で大勢が出席する研修の方が楽である）
・研修の回数が多くなると、会場の確保や配布資料の準備が大変である
などがあり、それなりの準備が必要になる。

IX 職員が納得し理解できる研修にするためのコツ

37 派遣職員まで参加を求める
── 全職員が"思い"を共有する

■ 受付職員だけでは意味がない

接遇研修は、事務職員、特に受付を担当する職員だけとか、正規職員のみを対象にすればよいと考えられがちだが、医師・看護師を含む全職員、また、正規職員だけでなく委託・派遣職員など病院で働くすべての人を対象にしなければ意味がない。

■ 医療者には接遇は関係ないという思い込みがある

患者さんの投書をみると、受付職員だけが対象ではなく、診療現場におけるクレームも数多く寄せられている。医師、看護師、臨床検査や画像診断などの技師、リハビリテーションのセラピスト、ソーシャルワーカーなどの医療者を含む全職員が投書の対象になっているのである。医師や看護師の中には、自分たちには接遇は関係ないと思い込んでいる人がいる。また仕事が忙しいことを理由に研修への参加を拒む雰囲気もあったが、私は断固として譲らなかった。もちろん、業務への配慮は行ったが、全職員が参加するように徹底することで院長の熱意を表明した。

■ 委託・派遣職員も例外とせず同じ内容で研修する

委託・派遣職員は、本来、派遣元の会社で接遇教育が済んでいなければいけないはずである。しかし、勤務態度からみて、病院への忠誠心は低いし、接遇レベルは劣っており、患者さんからのクレーム対象になることも少なくなかった。そのような場合は、委託・派遣契約を

解消するのが手っ取り早いが、実際には止むを得ず継続することが多い。

　病院の質を高めるには、委託・派遣職員も例外とせず、全職員を同等に扱い、同じ内容で研修することが重要である。この方針で行った接遇研修は、結果として良い方向に作用したようだ。

　後日談であるが、委託・派遣会社から「自社の他の職員も受講させてほしい」との要望があったが、さすがにそれは断った。

■ 全職員に"院長の思い"を共有してもらいたい

　いくら受付職員の接遇が改善されても、診療現場で患者さんのクレームが発生するようでは、病院の評価は上がらない。

　私が接遇研修に託すことは、医師や看護師、受付職員など限られた人たちにとって理想的な"おもてなし"ができるようになることではない。そうではなくて、全職員が一丸となり、接遇の意義と重要性を理解し、正しい接遇を身につけることが目的である。そこで、院長が職員一人ひとりに向き合い、院長自身の言葉ですべてを語り、全職員が"院長の思い"を共有することを期待したのである。

IX 職員が納得し理解できる研修にするためのコツ

38 多忙な医師にも参加を求める
――医師へのクレームも多い

■ 接遇研修を受ける機会のない医師にこそ必要である

　医師は業務が多忙であることを理由に接遇研修には消極的である。今回の企画に対しても、医師は参加することに難色を示した。

　多くの病院で、初期研修医は外部講師による接遇研修に出席する機会があるのに対して、一般の医師は卒前医学教育における「医療面接技法」のなかで「コミュニケーション技法」などを学習する機会はあっても、医療者として包括的かつ社会的な接遇研修を受ける機会は皆無に等しいのではないだろうか。患者さんが、接遇面で医師に期待することが医療施設の評価につながると述べてきたことを考えると、実は"医師の接遇"は他職種以上に重要なのである。

　また将来、医師が開業して経営者の立場になることも考慮すると、接遇の重要性を理解し、正しい知識を習得しておくのは、医師にとっても非常に意義のあることではないだろうか。

■ 医師の診療行為や態度が患者満足度に大きく影響する

　過去の知見[2, 49, 50]によれば、患者さんの「総合満足度」に大きく影響する要因は「医師の診療行為や治療態度に対する満足度」であり、特に「医師の説明がわかりやすい」、「医師が訴えを聴いてくれた」など、医師の「コミュニケーション技法」に関することが重要であるとされている。そして仮に、医師への評価が「職員の態度や待合室などの満足度」と同じであったとしても、「医師の診療行為や治療態度に対する満足度」は何倍も効果的で、「総合満足度」を引き上げる"重み"があ

るとされている。

　つまり、「医師の診療行為や治療態度に対する満足度」は患者満足度への最も強い影響因子であり、「自覚症状や精神的な悩みの軽減に関する満足度」などは患者満足度に及ぼす影響はそれより小さいとされている。患者満足度を総合的に向上させるためには、医師の「コミュニケーション技法」を高めることが重要である点については、すでに、「9.患者さんが医療施設に求めているものは接遇で応えられる」（p28参照）や［私の講義ノート－⑦］（p123参照）で再三述べてきたとおりである。

　また医師の接遇については、診療科別に患者満足度への影響が異なるとされている[2]。内科は「医師の聴く態度」、小児科は「相談や質問がしやすいこと」、整形外科や皮膚科は「痛み・痒み・腫れなどの自覚症状や精神的な悩みが軽減されること」などが、患者満足度に影響するようだ。このように臓器別専門科の特質からも、医師の接遇への関心の方向性と重みづけは異なる可能性がある。

　さらに、医療訴訟に発展するケースも、医師の態度が問題になる場合があり、医師の接遇を重視する理由は枚挙に暇がない。

■ 医師だけを対象とした研修にする

　患者さんが、医師に期待するところが大きいということは、反面、それが満たされない時に患者満足度は下がり、結果としてクレームが増えることにもなりかねない。その意味で、医師も接遇研修の対象からはずせないと考えたわけである。

　そこで、院長視点の接遇研修を計画する段階で頭を過ったことは、医師は医療現場で主導的立場にあり、ある水準以上の見識を有しており、人格的にも他の模範となるべき存在であることだ。私は、接遇研修を通じて職種に上下関係はなく、医師も含めて人はみな平等であると一貫して説明してきた。しかし、医師は、職種の特殊性から、質的に均一な集団であり、組織を牽引する立場にあると考え、医師だけの場を設けて接遇研修を企画することにした。

　接遇研修では、一般的な内容に加えて、特に医師に向けられた患者さんの投書を提示し、何故それを取り上げたか、患者さんは医師に何

を求めているのかについて、院長として思うところを話すようにした。

　院長視点の接遇研修では、総勢100人の医師を対象に、多忙な業務に差し障りのないように3回に分けて日程を組み、いずれかに出席するように呼びかけたのである。

■ 本当は医師も接遇に関心をもっている

　事前の予想として、無関心を装う医師が大半ではないかと危惧しつつも、他の職種と同様に粛々と話し始めた。確かに、初めは強い関心を示す様子はなかったが、医師に対する患者さんの投書の実例を示すことで、表情が変わってきた。また、"態度"の説明としての「日本人のこころ」や"理念"に関する話題にも聴き入る姿勢が感じられた。

　結局、驚いたことに、終了後に質問とディスカッションが続き時間を延長したのは医師を対象にした研修だけであった。これは医師のみの集団のために議論しやすかったのかもしれない。しかし、医師は、他の職種と連携することで医療現場を取りまとめる立場にいることを自覚しており、想像以上に接遇に対して関心が高いことがわかった。これは院長として大きな収穫であり、『さすが！』と胸を撫で下ろすとともに、将来への希望に夢が膨らんだ。

私の講義ノート—⑨

医師向けの接遇研修で伝えたいこと
——患者さんの複雑性について

　本書では、医師の態度が患者満足度に大きく影響することを述べてきた。しかし、日常診療では、患者さんの病状は軽症から重症までさまざまである。そこで、医師に伝えたい興味深い論文を紹介することにした。医師が向き合うときの患者さんの複雑性について書かれたものであるが、それによると、患者さんが抱えている問題の複雑性は構造的に次の四つのパターンに分類されるという[51]。

(1) **Simple な問題（取り掛かりやすい問題）**：
　　プロトコールに沿って対応できる問題。例えば、合併症のない狭心症に最も有効な治療をする場合などである。

(2) **Complicated な問題（複数の事態が重なっているが、解決の可能性があるような問題）**：
　　いくつかの Simple な問題が相互に影響しているため、この問題自体のプロトコールはないが、一般化できるような問題。例えば、狭心症、高血圧、不整脈、骨粗鬆症、うつ病をもつ患者さんに対して、費用対効果を考えて診療する場合などである。

(3) **Complex な問題（心理社会的な要素も絡み、込み入った問題）**：
　　Complicated な問題に加えて、個別性の高い要因がたくさん影響し、時間軸や地域性も関わり、一般化できるような対処法がない問題。例えば、狭心症、糖尿病、うつ病の慢性疾患があり、背景にアルコール問題、法的問題、家族問題を抱えている患者さんに、最良の医療を提供する場合などである。

(4) **Chaotic な問題（先行きが読めない、混沌とした問題）**：
　　コントロールできない事柄をたくさん含んでおり、それらが無秩序に絡み合っているために、今後どうなるか予測できない問題。対処法が正しかったか間違っていたかは、問題が落ち着いたあとの振り返りでしか判断することができない。例えば、狭心症、糖尿病、慢性腎不全、うつ病の慢性疾患の患者さんが、家族問

題や法的問題で社会的に孤立しているなかで、アルコール依存症が危機的状況にあるような場合などである。

　患者さんは、いろいろな訴えをもって医師の前に現れる。医師は、問診や身体診察により問題点を整理しながら診療を進める。その過程で、Simple～Complicated な問題であると判断すれば、医師は患者さんを"総合的に診る姿勢"で対応し、その場合のゴールは「問題解決」になる。しかし複雑な要素を含む場合は、医師は何らかの困難さを自覚するものである。つまり Complex～Chaotic な問題であると直感すると、医師は内心たじろぐことにもなる。この場合は、通常の診療だけでなく、できれば多職種によるチームで対応するか、問題点を定期的なカンファレンスで話し合うなどの方略が必要になる。つまり、複雑性の高い問題を抱えた患者さんに対しては、医師はより"包括的に診る心構え"で接することになり、この場合のゴールは「問題の安定化」になる。

　入院では、仮に多臓器不全であっても、Complicated な問題までに留まる患者さんが多い。しかし外来では、より複雑な事例に出会うことがある。特にプライマリ・ケア外来では Complex～Chaotic な問題を抱える人に遭遇することが少なくない。医師自身の心身の疲労度とは別に、Complex～Chaotic な問題に直面したときの医師は精神的に消耗することになり、このことは看過ごせない問題である。

　何故、この文献を紹介するかというと、接遇面から考えて、特に外来診療における患者さんの複雑性を認識することは、臨床現場で医師が消耗する度合いを理解するうえで重要なポイントになるからである。これは、患者さんからのクレームを未然に防ぐためのリスク管理の問題でもある。仮に、医師が過労状態にある時に、Complex～Chaotic な問題を抱えた患者さんに接すると、医師は対応に苦慮し診療の質が低下する可能性がある。このようなときのために、他職種を交えたチームとして対処法を検討しておくことも大切であろう。

接遇研修では、医師に対して、患者さんを複雑性で仕分ける考え方があることを示し、外来における診療時間のバランス配分などに役立ててもらえればと思うのである。

IX 職員が納得し理解できる研修にするためのコツ

39 院長の接遇研修への反論に答える

　前述したように、私が院長として接遇研修をしようと決めたとき、そもそもなぜ院長自らが接遇について指導しなければならないのか、接遇は専門のインストラクターに任せて、院長は病院管理に専念すべきではないのかという声も聞こえた。

　私は、それらの意見があるのを承知したうえで、院長による接遇研修を始めた。反論はあったが、きちんと説明し、研修後は納得もしてもらったし、効果もあったと思う。そこで、これらの反論に対してどのように答えると良いのかについて紹介したい。

Q：専門家に任せず、なぜ多忙な院長が
　　接遇研修の講師を務めるのか？

A： 確かに院長は多忙で、院長自らが接遇研修を行う時間などないかもしれない。接遇専門のインストラクターがいるのに、院長は接遇について教えることができるのかという声もある。

　しかし、本書の骨子でもある「医療現場にふさわしい接遇のあり方」を指導できるのは、医療をよく知った医療者しかいないのである。また、患者さんからのクレームを把握し、どこに問題があるのかを知っているのは、院長である。その問題点を職員に効果的に説明できるのは院長しかいないし、院長ならばインパクトのあるフィードバックが可能なのである。そもそも、「何のために接遇が必要なのか」、それが病院にとってどのような結果をもたらし、目指している医療にいかに影響するかなどは院長だからこそ説明できるのである。

余談になるが、接遇研修の準備を進めるなかで、ビジネス書を読む機会が増え、経営について改めて考えることになった。つまり経営者としてのメリットも大きいということである。

Q：「現場は忙しい」という反論にどう対応するか

A：院長の接遇研修は勤務時間内に行うことを条件にした。日中は業務で忙しいのでアフターファイブにしてほしい、と現場からは拒絶に近い強い要望があった。しかし私には、院長が自ら接遇の話をするのに、職員に残業手当を支払ってまで研修を受けてもらうのはどう考えても腑に落ちなかった。

　そこで研修を複数回実施することにして、交代で出席できるようにした。そのうえで一人でも受講者がいれば開催することを約束した。どんなに忙しくても、1部署で一人だけの職員が1時間現場を離れることくらいはできるはずである。

　もう一つは、「接遇」だけでなく、「院長の思い」についても語ることを説明し、必ず全員が受講するように各部署の責任者に指示した。こうして勤務時間内に1時間の研修を時間厳守で出欠を取って行った。また、時間帯は、昼休みの時間の調整を行うなど、病棟などで忙しい時間は避けるように計画した。

　院長が接遇と病院経営にかける思いを強く訴えることで、これらの問題は徐々に職員に納得してもらえるようになったと感じている。

Q：「きちんと診療すれば接遇は必要ない」という反論にどう対応するか

A：診療スキルもさることながら、いかに接遇が重要であるかを示す事例がある。あるクリニックで患者さんの満足度調査を実施したところ、職員の「面接スキル」にいくつかの課題が見つかり、「訴えに対する傾聴」、「わかりやすい説明」について改善を指摘された。指摘されたことを改めた結果、1年後の2回目の調査では患者数が約30％増加していた。しかし、一方で、新たな問題点として、患者数が増えた分だけ「面接の質」がやや低下し、主要な指標の得点は伸びたが、「不満

をもつ」患者さんがわずかに出てきた。その結果を受けて、院長は「短い時間で患者さんを"処理"する」との意識があったかもしれないと反省し、その後は、「面接時間は短いまま、より質の高いコミュニケーション」に努めることにした。患者さんの個別化を意識しつつ、「患者さんの心配事へのフォーカス」、「心身症的な患者さんへの受容的な対応」、「慢性疾患の患者さんへの今後の治療計画の協働的な立案」など、"面接の質の改善"に取り組んだ。その結果、最終的に調査開始時の150％まで患者数は増加した。

　以上から、接遇は医療行為における重要なスキルであることがわかる。このように数字を見せて、説明することも重要である。

おわりに
改めて院長視点の接遇のススメ

　私は、自治体病院の開設準備に携わり、開院後は院長として、その病院を管理する立場にあった。院長になってからは、"接遇"に特に力を入れて病院を運営してきた。
　外部講師を招いて接遇研修を続けていたが、それにもかかわらず、患者さんからのクレームが頻繁に発生することに悩んでいた。
　そんななか、先進的な病院経営で有名な医療法人の理事長や事務長など多くの方が私の病院の外来を見学に来られることが決まった。そのために、院長として事前に見ておこうと軽い気持ちで院内を歩いて回った。そのとき外来で見た光景に愕然としたのである。患者さんを迎える受付の職員の態度があまりに異様に見えたからである。そこでは、頭を下げ続けるという心のこもっていない形式的な接遇が行われていたのである。
　これを見て痛感したのは、院長がどれだけ病院を良くしたいと思っていても、職員一人ひとりにそれが伝わっていないということだった。
　そこで、接遇教育を見直すことにした。それまでの外部講師を招いて行う接遇研修とは別に、職員一人ひとりが接遇について真剣に取り組むようになる教育方法はないかと考えた。

　その結果、患者さんのクレームを実例として示すことで"臨場感"をもって職員の心に訴える研修ができるのではないかと思いついたのである。さらにその研修にインパクトをもたせるために院長自らが講師を務めることを決めたのである。
　外部講師の接遇研修と違うのは、現場で起きている問題を実例として取り上げることだった。病院に寄せられた患者さんからのクレーム（投書）などを生の声として紹介することで、とにかく参加者に実感をもってもらうことが目的であった。とはいえ、職員はしぶしぶ参加す

るので、それを押し切って成功させるために、単なる接遇研修ではなく、"院長の思い"を正しく伝えることを主眼とした構成にした。

　本文でも述べたことだが、全職員を対象に何度も研修を続けた結果、"院長の思い"は伝わった気がする。付加価値として職員との距離が縮まったことが実感できた。さらに、風通しのよい病院運営は経営成績に反映されたと思う。うれしいのは、患者さんからの投書もクレームばかりでなく、お褒めの言葉や感謝の気持ちが綴られるようになったことだ。

　このような成果を得ることになったきっかけを中心に、接遇研修の目的と内容をまとめてみたのが本書である。

　少しでも参考になれば幸いである。

　最後に、文献リストにもあげたが、本書をまとめるにあたって前田泉氏の2冊の著書には大いなる示唆を受けた。謝意を表したい。また執筆のうえでプリメド社の鎌田昌彦氏から多大な協力を得た。改めて謝辞を述べたい。

2017年4月

　　　　　　　　　　　　　　　　　　　　亀谷　学

■ 文献

1. 厚生労働省：平成14年受療行動調査の概要（確定）、http://www.mhlw.go.jp/toukei/saikin/hw/jyuryo/02/（2017年3月10日閲覧）．
2. 前田泉：実践！患者満足度アップ、日本評論社、2005．
3. 長谷川万希子、他：病院外来患者の疾病構造と受療継続に関する研究、家庭医療学、3(1)、12-22、1995．
4. 飯島克己：外来でのコミュニケーション技法 − 診療に生かしたい問診・面接のコツ（第2版）、日本医事新報社、2006．
5. 森園ちひろ：医療サービスにおける医師患者関係の分析 − 患者満足度とサービス品質 −、ビジネス＆アカウンティングレビュー、関西学院大学経営戦略研究会編、p189-204、2010．
6. Stewart M, et al.: Patient-Centered Medicine Transforming the Clinical Method, 3rd-Ed., Radcliffe Publishing, 2013.
7. 岡田唯男：一目で分かるPCCM、患者中心の医療の方法 第3版、https://ja.scribd.com/doc/256423518/（2017年3月10日閲覧）．
8. Dwamena F, et al.: Interventions for providers to promote a patient-centred approach in clinical consultations. Cochrane Database Syst Rev. 2012; (12):CD003267.
9. 竹村洋典、他：科研費報告書「患者中心の医療と患者満足度、アドヒアランス、そして健康アウトカムの関連」、三重大学、2013、http://miuse.mie-u.ac.jp/handle/10076/14284（2017年3月10日閲覧）．
10. 松繁卓哉：「患者中心の医療」という言説 − 患者の「知」の社会学、立教大学出版会、2010．
11. 前田泉、他：患者満足度 − コミュニケーションと受療行動のダイナミズム、日本評論社、東京、2003．
12. 杉本なおみ、他：ヘルスコミュニケーションを「異文化」の視点で斬る、日本ヘルスコミュニケーション学会雑誌、2 (1)、79-84、2011．
13. 昇幹夫：笑いは心と脳の処方箋、リヨン社、2006．
14. 昇幹夫：笑って長生き、大月書店、2006．
15. 近藤尚己：近藤尚己のニュース、NHKニュース「ふだん笑わない高齢者ほど「健康状態悪い」」
16. 長谷川和夫：認知症の医療とケア − 今とこれから、日本早期認知症学会誌、7(1)、6-10、2014．
17. 藤原正彦：国家の品格、新潮社、2005．
18. アルベルト・シュヴァイツァー（竹山道雄訳）：わが生活と思想より − アルベルト・シュ

ヴァイツァー自叙伝、白水社、1953.
19. ささえあい医療人権センター COML：2015年度の相談件数と傾向、COML ニューズレター、309、2016.5.15.
20. Rakel RE : Textbook of Family Medicine 5th Ed., W.B.Saunders Company, 1995.
21. 加藤則子：第6章 患者の視点に立ったコミュニケーション、医師・歯科医師に対する継続的医学教育のための資料集、国立保健医療科学院、2008、
http://www.niph.go.jp/entrance/pdf_file/chapter6.pdf（2017年3月10日閲覧）.
22. 国立国語研究所「病院の言葉」委員会：病院の言葉を分かりやすく－工夫の提案、頸草書房、2009.
23. Bickly LS, et al.（福井次矢、他監修）：ベイツ診察法、メディカル・サイエンス・インターナショナル、2008、(原題 Bates' Guide to Physical Examination and History Taking, 9th Ed., Lippincott Williams & Wilkins, 2007).
24. Steven AC, et al.（飯島克己、他訳）：メディカル・インタビュー、三つの機能モデルによるアプローチ、第2版、メディカル・サイエンス・インターナショナル、2003、(原題 The Medical Interview, The three-Function Approach, 2nd Ed., Mosby 2000).
25. エドワード・ホール（日高敏隆、他訳）：かくれた次元、みすず書房、1970.
26. 矢野香：その話し方では軽すぎます！エグゼクティブが鍛えている『人前で話す技法』、すばる舎、2012.
27. NHK放送文化研究所編：NHKことばのハンドブック第2版、NHK出版、2005.
28. 文部科学省：敬語の指針、文化審議会答申、2007.
29. 塩田雄大：現代人の言語行動における "配慮表現"、－「言語行動に関する調査」から－、放送研究と調査、 66-83、July 2012.
30. タウンゼント・ハリス（坂田精一訳）：日本滞在記、岩波文庫、1954.
31. 竹田恒泰：日本はなぜ世界でいちばん人気があるのか、PHP新書、2010.
32. 武見太郎：戦前戦中戦後、講談社、1982.
33. 日本経済新聞、社説、2011年8月14日付.
34. 藤原正彦・石原慎太郎：対談、文藝春秋、平成23年8月特別号.
35. 堺屋太一：第三の敗戦、講談社、2011.
36. McDaniel SH, et al.（松下明監訳）：家族志向のプライマリ・ケア、シュプリンガー・フェアラーク東京、2006、(原題 Family-Oriented Primary Care, 2ndEd., Splinger, 2004) .
37. Greenhalgh T, et al.（山本和利,他監訳）：ナラティブ・ベイスト・メディスン－臨床における物語りと対話、金剛出版、2001、(原題 Narrative-based Medicine、Dialogue and discourse in clinical practice).
38. Sitzia J, et al.: Patient Satisfaction: A Review of Issues and Concepts, Social Science & Medicine, Vol. 45, Issue 12, pp.1829-1843, 1997.

39. 塚原康博：医師と患者の情報コミュニケーション、患者満足度の実証分析、薬事日報社、2010.
40. Heskett JL, et al.:Putting the Service-Profit Chain to Work. Harvard Business Review, p164-170, March-April 1994.
41. ドラッカー PF（上田惇生編訳）：プロフェッショナルの条件－いかに成果をあげ、成長するか、はじめて読むドラッカー【自己実現編】、ダイヤモンド社、2000.
42. ビジネス倫理研究会（片山修監修）：大切なことはすべてクレドーが教えてくれた、PHP 研究所、2007.
43. フランシスコ会聖書研究所訳注：新約聖書、中央出版社、1979.
44. ヘレン・ケラー（岩橋武夫訳）：わたしの生涯、角川文庫、1966.
45. 日野原重明：日野原重明著作選集＝＜上＞医のアート、看護のアート、中央法規出版、1999.
46. 柏木哲夫：NHK 教育テレビ「こころの時代」、2011 年 12 月 25 日放送．
47. 小倉昌男：経営学、日経 BP 社、1999.
48. 日本経済新聞、企業ブランド調査－ヤマトが初の首位、2016 年 9 月 16 日付．
49. 長谷川万希子、他：患者満足度による医療の評価、病院管理、30（3）、31-41、1993.
50. 今中雄一、他：医師及び病院に対する外来患者の満足度と継続受診意志におよぼす要因、日本公衆衛生雑誌、40、624-635、1993.
51. Martin C, et al.: General practice － Chaos, complexity and innovation. Med J Aust，183(2), 106-109, 2005.

著者紹介

亀谷　学（かめがい　まなぶ）

社会医療法人河北医療財団　多摩事業部
あいクリニック中沢　院長

1948 年	東京生まれ
1978 年	聖マリアンナ医科大学卒業
1988 年	デンマーク留学（航空宇宙医学研究）
1996 年	アイオワ州立大学家庭医療科留学（米国プライマリ・ケア視察）、帰国後に総合診療内科部長
2000 年	川崎市立多摩病院（指定管理者・聖マリアンナ医科大学）の建設計画参画
2003 年	シンガポール・マネージメント大学、病院管理研修に出席
2004 年	聖マリアンナ医科大学総合診療内科教授
2005 年	川崎市立多摩病院の初代病院長
2012 年	大学を退職、病院長を退任。成育医療研究センター、伊東市民病院、西伊豆健育会病院、松前町立松前病院等で家庭医療の臨床研修
2013 年	医療法人財団天翁会あいクリニック中沢院長、後に社会医療法人河北医療財団に統合合併、現在に至る

著書
『セイントとフランシスの内科診療ガイド　初版』
　　（監訳、メディカル・サイエンス・インターナショナル、2000 年）
『同　第 2 版』
　　（監訳、メディカル・サイエンス・インターナショナル、2005 年）
『プライマリ・ケア何を学ぶべきか－米国家庭医療学会研修ガイドラインから』
　　（監訳、プリメド社、2004 年）

米国の家庭医療に魅せられ、プライマリ・ケアの核心である患者中心の医療、地域（家族）志向のケア、生物心理社会的モデル、包括的アプローチ、コミュニケーション技法などを、病院・診療所の運営に活かすうえで、医療人ならではの接遇の重要性を唱えている。

院長視点の
接遇のススメ
"形ばかりの接遇"からの脱却

2017年5月31日　初版　第1刷　発行
定価：本体2,400円＋税

●

著者
亀谷　学

●

発行所
株式会社プリメド社
〒532-0003 大阪市淀川区宮原 4-4-63
新大阪千代田ビル別館
tel=06-6393-7727
http://www.primed.co.jp
振替 00920-8-74509

●

印刷
モリモト印刷株式会社

●

デザイン
吉岡久美子

ISBN978-4-938866-61-7　C3047
©2017 by Manabu Kamegai

クリニックの経営に役立ついろいろなヒントがギッシリつまった内容

クリニック経営
簡単実践アイデア集
院長先生のための173の知恵袋　鈴木竹仁 著

- B5判　303頁
- 定価：本体3,600円＋税
- ISBN978-4-938866-53-2

院内業務に役立つ規則や伝票類のモデル書式の付録付き
ご希望の購読者にはデータをプレゼント

なるほど…と
思わず納得！
今日からすぐに実践できる
経営改善のアイデアいろいろ

内容の抜粋

- ◎心機一転でクリニック名を変えたいときの名付け方
- ◎患者さん全体を見渡せるスタッフの心づかい
- ◎携帯電話をもたない患者さんのためにできる電話サービス
- ◎短時間の診察でも患者満足度を向上させるコツ
- ◎待ちくたびれた患者さんへのフォロー
- ◎マスメディアで推奨できない医療記事を見つけたときの対応
- ◎患者さんから医療費控除について聞かれたときの説明のポイント
- ◎患者さんの視点で院内チェック1　診療の流れの確認
- ◎院内の"におい"対策
- ◎居心地のよい待合室のために工夫できること
- ◎気づきにくい駐車場のゴミ対策
- ◎スタッフ教育での厳しさと優しさのバランスの取り方
- ◎できないスタッフのレベルアップのはかり方
- ◎ストレスにならない電子カルテの導入法
- ◎クリニックの改善提案に否定的なスタッフを変えていく方法
- ◎休日を増やさずに休診日を増やす方法
- ◎スタッフが仕事でマイカーで事故を起こした場合の対応
- ◎クリニックに応用できる「成果給」の簡単導入法
- ◎基本給を変えずに"がんばる"スタッフの評価
- ◎専門職でないスタッフのやる気をアップさせる院内資格づくり
- ◎ベテランと新人の溝をつくらないための対策
- ◎ユニフォームを更新するメリット
- ◎兄弟で受診したときに薬を間違えないためのアイデア
- ◎患者さんへのお知らせ情報をきちんと読んでもらうコツ
- ◎離れている駐車場へのわかりやすい案内のコツ
- ◎患者さん向け院内報の負担のすくない作成法
- ◎クリニックの"がんばり"をアピールする方法
- ◎初めての患者さんにホームページで疑似受診体験
- ◎受診患者層からみた自院の今後の経営方針の決め方
- ◎レセプト返戻の簡単なチェック
- ◎競合クリニックの影響の有無の確認
- ◎管理しやすい窓口日計表作成のポイント
- ◎医療法人の役員報酬額の決め方
- ◎クリニックが近所にかけがちな迷惑とお詫びの仕方
- ◎月次財務諸表の見方
- ◎【付録】クリニック経営お役立ち書式集
  など、ユニークな173項目

PRIMED　for Primary-care Medicine
株式会社 プリメド社

〒532-0003 大阪市淀川区宮原4-4-63 新大阪千代田ビル別館
TEL. (06) 6393-7727　　FAX. (06) 6393-7786
URL　http://www.primed.co.jp

〈好評書 第2弾〉「クリニックに対応した防災マニュアル」を含んだ、パワーアップした内容

クリニック経営 簡単実践アイデア集
院長先生のための170の知恵袋　鈴木竹仁 著

■B5判　315頁
■定価：本体3,700円＋税
■ISBN978-4-938866-60-0

**とにかくとても
役立つ書として大好評です**

●読者（第1巻）感想キーワード
実践的…今すぐに応用できるアドバイス
実務的…現場を知りつくしたアドバイス
現実的…無理しない等身大のアドバイス
具体的…読めば想像しやすいアドバイス

クリニックに対応した**防災マニュアル**含む！

内容の抜粋

- ◎開業までに検討・実行すべきチェックリスト
- ◎新規開業やリフォーム後のスタート日の決め方
- ◎患者さんの動線だけでなく視線も考えたリフォームのポイント
- ◎失敗事例に学ぶリフォーム時に注意すべきポイント
- ◎患者さんのイライラをニコニコにするための改善策
- ◎患者さんから美しく見えるクリニックでの所作
- ◎患者さん満足度を数値化する方法：ありがとう比率
- ◎待ち時間に外出していただく場合のルールづくり
- ◎院内に散りばめた仕掛けを探してもらうアイデア
- ◎患者さんとの距離が短くなる会話のコツ
- ◎印象を悪くしない指示・命令・禁止の言い方
- ◎院内のノイズ対策と音の環境づくり
- ◎トイレのバリアフリー対応の現実的な工夫点
- ◎都心部で専用の駐車場を用意できない場合の対策
- ◎「何が目的なのか」を全員が共有できるマニュアルづくり
- ◎自院の改善の課題に気づきやすいロールプレイ研修
- ◎急患受け入れのルールづくり
- ◎院内書類の保存期間の再確認
- ◎スタッフのSNS個人利用で伝えたい守秘義務の重要性
- ◎窓口現金の流れを明確にする不正防止策
- ◎5人めのスタッフを雇用したときの健康保険と年金の対応法
- ◎時間外手当に関して留意しておくべきこと
- ◎スタッフの意識を"対院長"から"対患者さん"に変える組織づくり
- ◎クレームへのとっさの対応力を身につけるロールプレイ研修
- ◎SNS主流時代における看板のメリット
- ◎収入額を指標としないクリニックの実力の評価方法
- ◎レセプトデータの活用法④　平均点数の分析
- ◎新規患者さんの定着率を簡単に確認する方法
- ◎ペーシェント・ファーストの立ち位置の考え方
- ◎クリニックでの設備投資の順番の考え方
- ◎リースか購入かを比較するためのチェック項目
- ◎すぐ近くでライバルクリニックが開業するときの対策
- ◎社会保険料の計上で留意しておきたいこと
- ◎院外でも医療人として見られているという意識づくり
- ◎白衣での外出で留意すべきこと
- ◎【特別資料】防災マニュアル
  など、ユニークな170項目

**for Primary-care Medicine
株式会社 プリメド社**

〒532-0003 大阪市淀川区宮原4-4-63 新大阪千代田ビル別館
TEL.(06) 6393-7727　　　FAX.(06) 6393-7786
URL　http://www.primed.co.jp

院長先生とスタッフが一緒に取り組める参加型の接遇チェック

医療接遇ワークブック

スタッフと考える"おもてなし"の心とスキル

山下 郁子 著

院長先生，院内の接遇力を
スタッフと一緒に振り返ってみませんか

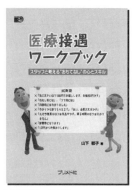

■B5判　67頁
■定価：本体1,600円＋税
■ISBN978-4-938866-57-0

身だしなみは大丈夫ですか？
敬語は使えていますか？
患者さんへの話し言葉や態度は正しいですか？

 内容

■やさしさを伝える第一歩
1-1 接遇・医療接遇とは
1-2 社会人は学生のときとどうちがう
1-3 ここからスタートしよう
1-4 医療機関でなぜ働くの

■接遇力アップのヒント1
おしゃべりは防げる

■感じのよいクリニックをめざして
2-1 あいさつからすべてがはじまる
2-2 笑顔で安心を届けよう
2-3 中身がわからないから見た目もたいせつ
2-4 身だしなみを整えよう　服装
2-5 身だしなみを整えよう　髪とメイク
2-6 しぐさがやさしさを印象づける

■やさしい言葉があふれるクリニックをめざして
3-1 敬語は仕事の基本
3-2 話じょうずになるコツ
3-3 ちょっとした表現でやさしさを表す
3-4 「はい」からはじめるコミュニケーション
3-5 患者さまにプラスのストロークを
　　解答＆解説

■接遇力アップのヒント2
電話のじょうずな対応―見えないからこそしっかり対応

■不満のある患者さまへの対応
4-1 心の準備をしよう
4-2 クレームは怒りを鎮めることがたいせつ
4-3 対応の原則と三つのチェンジ

■混んでいるときの対応
5-1 患者さまに感謝の気持ちを
5-2 患者さまにも仲間にもやさしく

■誰にでもやさしいクリニックをめざして
6-1 子どもも患者さまのひとり
6-2 これからは高齢者の時代

■接遇力アップのヒント3
モチベーションアップしたいとき

■教えることでステップ・アップ
5-1 新人を教えよう―みんな最初は新人だった
5-2 新人研修はオリエンテーションから
5-3 接遇インストラクターになろう

■おわりに
クリニックのサービスを向上するには

 for Primary-care Medicine
株式会社 プリメド社

〒532-0003 大阪市淀川区宮原4-4-63 新大阪千代田ビル別館
TEL.(06) 6393-7727　　FAX.(06) 6393-7786
URL　http://www.primed.co.jp

患者さんに満足してもらう院内環境をめざして

好感度Upのための接遇講座

高橋 啓子著

著者略歴：(株)縁代表取締役。カリスマ接遇インストラクターとして全国でセミナーを展開。著書も「患者対応トラブル予防・解決ガイド」(日総研出版)など多数。

■A5判　161ページ
■定価：本体1,800円+税
■ISBN978-4-938866-46-4
■2色刷り(イラスト多数)

院内に接遇を定着させるために必要なノウハウを満載

● 会話や所作など具体的に提示
●「なるほど」と納得できる理論も付加

おもな内容

接遇とは
スタッフ研修のはじめ／実際的な研修にするために／求められるCSとは

スタッフを活かすための心得
じょうずな叱り方／ほめ方・育て方／スタッフ採用時に接遇面から注意したい点は？／仕事はできるがクレームが多い人の指導は？／慣れてルーズになってきたスタッフへの注意は？／気が利かないスタッフを変えるには？

接遇の所作
よい接遇のための話し方／よい接遇のために"きく"ということ／基本動作と身だしなみ・姿勢の見直し／コミュニケーションとしての指示と報告

接遇の話法
接遇はやさしい話し方と具体的な表現で／相手に合わせた話し方とは――高齢者と子ども、標準語か方便か／知っておきたい間違えやすい敬語／電話での苦情を受けたとき

Q&A
患者さまを長時間待たせてしまったとき／患者さまの好ましくない行為を見たとき／親しみやすさとなれなれしさはどう違う／忙しいときこそ気をつけたい対応のコツは／誤った来院法をすすめてしまったとき／予約に遅れたのに怒り出した患者さま対応／休診日に緊急で来院する患者さま対応／はじめての患者さまからの電話に返答ミスしてしまったとき／電話で病状相談を受けたとき／手術の詳細について説明を求められたとき／相手によって態度が違うとの指摘を受けてしまった／化粧が派手になったといわれてしまった／電話での対応が冷たいといわれてしまった／言葉のクセで誤解されてしまいます／トラブルから考える──ふるまい／トラブルから考える──言葉づかい／トラブルから考える──電話での会話

for Primary-care Medicine
株式会社 プリメド社

〒532-0003 大阪市淀川区宮原4-4-63 新大阪千代田ビル別館
TEL. (06) 6393-7727　FAX. (06) 6393-7786
URL　http://www.primed.co.jp

診察室でも受付でも、かかりつけだからこそ気づく患者さんの小さな変化

エピソードを見逃すな！
徐々に進行する疾患への連携アプローチ

内山富士雄　西村真紀　編

いつもと違う！
ん？何か変だ！

患者さんの何気ない言動で病気がわかることがある

◎予約外の月曜に受診する（うつ病）
◎まばたきが少なく見つめられているよう（パーキンソン病）
◎（ふだんは靴なのに）スリッパやサンダルを履いてきた（心不全）
◎座っているときに背筋がまっすぐで姿勢がよい（COPD）
◎パソコンなど一つのことに異常に関心を示す（発達障害）
◎待合室のエアコンの温度調節を要望する（糖尿病合併症，更年期障害）
◎認知症が急に進んだようにみえる（高齢者のてんかん）
◎待合室で何度もトイレに行く（炎症性腸疾患，慢性膵炎）
◎尿検査をいやがる（薬物中毒）
◎順番を知らせる電光掲示板に気づかない（緑内障）

受付の観察力もアップ！

■A5判 209ページ
■定価：本体3,000円+税
■ISBN978-4-938866-59-4

内容

1. 認知症
2. うつ病
3. アルコール依存症
4. 向精神薬の副作用
5. パーキンソン病
6. 高齢者のてんかん
7. 慢性硬膜下血腫
8. 心不全
9. 心筋症
10. COPD（慢性閉塞性肺疾患）
11. 成人の喘息
12. 肺結核
13. 睡眠時無呼吸症候群
14. 慢性膵炎
15. 膵がん
16. 肝がん
17. 炎症性腸疾患
18. 糖尿病合併症
19. 甲状腺機能亢進症・低下症
20. 慢性腎不全
21. 電解質異常
22. 高齢者の鉄欠乏性貧血
23. 関節リウマチ
24. リウマチ性多発筋痛症
25. 気づかれにくい高齢者の感染症
26. DV・虐待・ネグレクトの痕跡
27. 発達障害
28. 思春期の摂食障害
29. 本人が気づいていない妊娠
30. 性感染症
31. HIV感染症（AIDS）
32. 更年期障害
33. 卵巣腫瘍
34. 緑内障
35. 副鼻腔炎
36. 薬物（麻薬・覚せい剤・その他）中毒
37. 薬の効果が出なくなった
◎ 患者さんの訴え・スタッフの気づきからの索引

for Primary-care Medicine
株式会社 プリメド社

〒532-0003 大阪市淀川区宮原4-4-63 新大阪千代田ビル別館
TEL.（06）6393-7727　　FAX.（06）6393-7786
URL　http://www.primed.co.jp